DE

LA SCARLATINE

CHEZ LES

FEMMES EN COUCHES

PAR

Maximilien LESAGE,

Docteur en médecine de la Faculté de Paris,
Ancien externe des hopitaux et de la Maternité (annexe de Cochin).

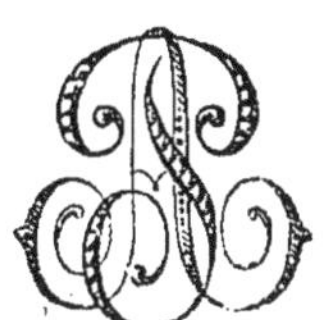

PARIS

A. PARENT, IMPRIMEUR DE LA FACULTE DE MEDECINE

RUE MONSIEUR-LE-PRINCE, 29-31

1877

DE

LA SCARLATINE

CHEZ LES

FEMMES EN COUCHES

PAR

Maximilien LESAGE,

Docteur en médecine de la Faculté de Paris,
Ancien externe des hopitaux et de la Maternité (annexe de Cochin).

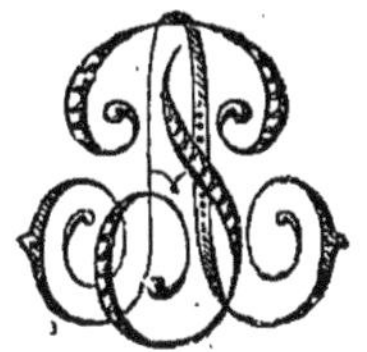

PARIS

A. PARENT, IMPRIMEUR DE LA FACULTE DE MEDECINE
RUE MONSIEUR-LE-PRINCE, 29-31

1877

A MES PARENTS

A MA FAMILLE

A MES AMIS

DE LA SCARLATINE

CHEZ LES

FEMMES EN COUCHES

AVANT-PROPOS.

La plupart des classiques attribuent à la puerpéralité une prédisposition spéciale pour la scarlatine. Tout récemment encore, dans la discussion de la Société d'obstétrique de Londres sur la fièvre puerpérale (1875), les médecins anglais ont signalé la fréquence de cette affection, et lui ont fait jouer un rôle considérable parmi les complications de l'état puerpéral. Cependant la scarlatine ne se présente pas toujours chez la femme en couches avec des caractères cliniques assez nets, assez tranchés pour ne pouvoir être méconnue. L'état puerpéral, imprimant à tout l'organisme de la femme, à toutes ses fonctions, des modifications si considérables, imprime également aux affections par lesquelles il est compliqué, un cachet spécial, une modalité particulière, qui les fait différer par quelques points de leur aspect habituel. On s'explique ainsi comment par cette transformation partielle du tableau clinique, les accoucheurs ont pu longtemps méconnaître la nature propre d'un grand nombre des affections qui survenaient dans le cours de la puerpéralité, et s'attachant seulement au trait commun qu'elles présentaient, sans s'inquiéter de la diversité des lésions, les réunir dans la conception d'une même entité morbide, sous le nom de fièvre puerpérale. Aujourd'hui, grâce aux progrès de l'anatomie pathologique et aux conquêtes de la clinique, la notion de fièvre puerpérale tend de plus en plus à disparaître, ou tout au moins à se restreindre à une catégorie bien déterminée d'accidents, et de jour en jour elle cède la place à l'étude raisonnée de chacune des maladies dont l'ensemble avait été autrefois réuni sous cette trop synthétique dénomination.

Témoin, pendant le cours de notre externat à la Maternité annexe de Cochin, de plusieurs cas de scarlatine chez des femmes en couches, il nous a paru intéressant de comparer ces faits avec les observations de même nature déjà publiées, de rechercher quelles modifications résultent du fait du développement de la maladie dans la puerpéralité, quelle est enfin l'action propre et la physionomie de la scarlatine dans ce cas spécial.

Notre savant et excellent maître M. Polaillon a bien voulu nous donner quelques encouragements, et nous aider de ses conseils. Nous sommes heureux de pouvoir le remercier ici de la bienveillance qu'il nous a témoignée pendant notre séjour à son service.

Nous diviserons notre travail en deux parties. La première contiendra l'historique et une rapide critique des travaux publiés jusqu'à ce jour sur notre sujet, ainsi que nos propres

observations. Dans la seconde, nous ferons un tableau suc-
cinct de l'ensemble de la maladie, faisant ressortir les points
particuliers qu'elle présente à étudier.

CHAPITRE I.

HISTORIQUE.

Les premiers travaux où il soit question de scarlatine
authentique chez des femmes récemment accouchées datent
du commencement de ce siècle, au delà on ne trouve qu'ob-
scurité et confusion. C'était le temps des grandes discussions
sur l'essentialité de la miliaire, dont certains voulaient
faire une affection parfaitement déterminée, tandis que
d'autres s'efforçaient de la reléguer au rang plus modeste
de phénomène purement accessoire, et l'exanthème scarlatineux, qui dans certains cas a pu exister, est complètement méconnu et négligé pour l'éruption vésiculaire. Aussi
les auteurs du siècle précédent nous donnent-ils des relations d'affections épidémiques à exanthème qui ont pu être
des scarlatines, mais les éléments nous manquent pour les
discuter et les apprécier, et nous ne nous y arrêterons pas.
Ainsi Welsh rapporte qu'en 1652, à Leipsick, une épidémie
de miliaire puerpérale frappa les neuf dixièmes des femmes
en couches, et fit parmi elles de nombreuses victimes. Hamilton en 1710 décrit la fièvre miliaire des accouchées,
Ludwig en 1758, Brieude en 1782 rapportent des épidémies
analogues. Toutes ces descriptions sont trop dépourvues de
précision pour que nous puissions en tirer aucune déduc-
tion utile.

Le premier travail vraiment intéressant qui existe sur notre sujet, date de 1799, et est de Malfatti. Cet auteur rapporte les faits suivants : La ville de Vienne fut à cette époque le théâtre d'une épidémie considérable d'une maladie exanthématique accompagnée d'angine intense, mais qui se termina par la guérison chez la plupart des malades. A la Maternité, chez les femmes en couches, la maladie prit un caractère particulièrement pernicieux, car le plus grand nombre des femmes atteintes succombèrent. Elles furent prises généralement du deuxième au septième jour. Il y avait une légère rougeur du visage et de la gorge, une toux sèche et très-rarement une angine insignifiante. La déglutition se faisait librement. Les lochies étaient putrides dès le commencement, sans que pour cela la sécrétion en fut altérée. Il y avait quelquefois un peu de sensibilité de l'utérus à la pression ; mais à part cela, le ventre restait souple et indolore tout le temps de la maladie. Dès les premiers jours l'exanthème apparaissait très-intense ; puis vers le troisième, quatrième ou cinquième jour il prenait une teinte sombre et livide, il survenait du délire et bientôt la mort.

Les autopsies ne montrèrent aucune altération, aucun épanchement dans le péritoine, rien dans les intestins, les organes génitaux étaient sains : l'utérus toujours suffisamment rétracté : au col de la matrice seulement on trouva quelquefois des traces d'inflammation et de suppuration. Olshausen, qui discute cette relation, émet à l'occasion de ce dernier point l'opinion suivante : Si nous nous rappelons, dit-il, l'aspect de la surface interne de l'utérus après la parturition, et si nous tenons compte de l'état de l'anatomie pathologique à cette époque, nous pouvons avancer cette conjecture, qu'il ne s'agissait là principalement que d'altérations cadavériques, telles qu'elles se développent dans l'état puerpéral après la mort par la scarlatine ou un autre exanthème aigu. Tout ou plus l'odeur putride des lochies sur laquelle insiste Malfatti, pourrait éveiller le soupçon qu'il ait existé dans quelques cas une endométrite gangréneuse. La possibilité en est assurément admissible, mais à cause du manque de tous les autres symptômes, spécialement l'absence de péritonite, dans tous les cas, il serait impossible d'interpréter un tel processus comme symptôme de septicémie puerpérale, mais beaucoup plus naturel de l'admettre comme résultat des affections générales graves.

Au reste, Malfatti lui-même décrit cette épidémie comme une épidémie de scarlatine : il ne mentionne pas que la fièvre puerpérale ait régné concurremment, ou que des accouchées soient mortes d'autres maladies que de scarlatine. Mais il a soin de citer ce fait remarquable d'une infirmière qui, ayant soigné une des femmes en couches atteintes de scarlatine, prit la scarlatine, et avec une angine caractéristique. Si l'on tient compte de ce dernier fait, et de la propagation de la scarlatine dans la maison d'accouchements par l'épidémie du dehors, il nous paraît difficile d'élever des objections contre la manière de voir de l'auteur, témoin des faits.

Après Malfatti, nous trouvons, en France, cette fois, un travail intéressant, où il s'agit de scarlatines indéniables. C'est la thèse de Senn, interne à la Maternité en 1825. Il régna cette année-là, dans Paris, une épidémie considérable de variole et de scarlatine. A la Maternité, suivant la relation de Senn, l'infection fut apportée par une femme qui, reçue le 27 janvier, n'accoucha que le 22 février, et prit la scarlatine seulement trois jours après. Jusqu'à la fin de mai, 32 femmes furent atteintes. Sans indiquer exactement le chiffre de la mortalité, Senn dit avoir fait 13 autopsies, ce qui témoigne déjà de la gravité de l'épidémie. Celle-ci n'atteignit pas que les femmes en couches, il y eut également deux élèves sages-femmes, et un assez grand nombre d'enfants qui, ayant été gardés pendant quelques jours dans la maison pour y être vaccinés, présentèrent bientôt tous les symptômes de la scarlatine. Aucune femme ne fut atteinte pendant la gestation.

A cette même épidémie, se rattachent quatre cas observés par Dance, à l'Hôtel-Dieu. Deux de ces femmes venaient précisément d'accoucher quelques jours auparavant à la Maternité, et c'est là, selon toute apparence, qu'elles avaient pris le germe de la maladie. Une autre, âgée de 25 ans, 2-pare, enceinte de six mois, prit une scarlatine avec angine le 2 juillet 1825, avorta le 3 et mourut dans la nuit. C'est un des rares exemples que nous aurons à enregistrer de scarlatine survenue pendant la gestation.

Dans les cas de Senn, comme dans ceux de Dance, l'angine fut en général légère ou manqua complètement; l'éruption fut quelquefois compliquée de sudamina, et prit, dans les cas funestes, une teinte livide et violacée. La diarrhée est souvent signalée comme étant d'un mauvais pronostic. Enfin les organes génitaux et le péritoine furent, dans tous les cas, trouvés sains à l'autopsie. Senn rapporte en détail sept observations, sur lesquelles il y eut quatre autopsies.

La nature scarlatineuse de l'affection qu'il décrit ne peut pas être révoquée en doute. Il y eut, en effet, une éruption caractéristique suivie de desquamation, et aucune des lésions trouvées à l'autopsie n'eut été par elle-même suffisante pour expliquer la mort. Le seul point qui manque dans sa relation est l'origine de la maladie. La première femme en effet qui fut atteinte était déjà depuis 27 jours à l'intérieur de la Maternité, quand la scarlatine se déclara chez elle, et elle n'avait pas été en contact depuis ce temps avec des scarlatineux. Mais sommes-nous assez fixés sur la durée de l'incubation de la maladie, pour pouvoir nier par cette seule raison qu'il y ait eu scarlatine? Rien n'est plus variable que la manière dont en général cette question a été résolue, dit Trousseau dans ses cliniques. Suivant certains auteurs cette incubation peut se prolonger quinze, vingt et même trente jours. En outre, si l'on considère que la scarlatine régnait épidémiquement en ville, à ce moment même, il ne répugnerait pas encore de supposer qu'elle a pu être apportée dans l'intérieur de l'établissement par l'intermédiaire d'une tierce personne, médecin, sage-femme, ou serviteur de la maison. D'autre part, dans la discussion de la Société d'obstétrique de Londres, Swayne de Clifton a cité le remarquable fait suivant. Il s'agit d'une femme qui, huit jours avant son accouchement, alla faire visite dans une maison, où les enfants étaient atteints de scarlatine. Elle ne voulut pas entrer, en étant effrayée, mais la mère des enfants sortit imprudemment de la chambre où ils se trouvaient pour donner de leurs nouvelles, et vint causer dans la voiture où était cette jeune dame. La fièvre se déclara en même temps que le travail. Je l'accouchai, dit Swayne, à six heures du soir, la face était déjà rouge. Le lendemain, je trouvai qu'elle avait eu du délire, elle était couverte d'une éruption confluente, et était atteinte de mal de gorge, elle mourut deux jours après ses couches.

Ainsi, voici un fait de scarlatine où se trouvent réunies les deux conditions que nous invoquions : transmission du poison par une tierce personne, incubation assez longue, huit jours, de la maladie. De quelque manière qu'ait fait invasion dans la Maternité l'épidémie rapportée par Senn, elle affirma sa nature par ses symptômes, sa marche, et aussi en frappant non-seulement les accouchées, mais encore les personnes qui les soignaient, et des enfants. On ne peut certainement pour cette dernière catégorie de cas,

quelque bonne volonté que l'on y mette, invoquer la septicémie puerpérale.

En Allemagne, Helm (1837-1840) soutient cette opinion
que les faits rapportés par Malfatti et les autres observateurs
ne sont pas de véritables scarlatines, mais une maladie infectieuse qui survenant sous l'aspect d'une scarlatine, doit
être identique à la fièvre puerpérale, ou tout au moins quelque chose d'approchant. Il motive son opinion par diverses
raisons par lesquelles nous aurons à revenir.

Brown (1862) décrit une épidémie observée par lui dans
le petit Queen's Charlotte lying in hospital. Il y eut seulement neuf cas, et ce ne furent que des affections légères,
puisqu'il ne s'en suivit aucun cas de mort. Il n'y avait pas à
cette époque, trace de fièvre puerpérale dans l'établissement.
Brown a donné ces cas pour des scarlatines, et la relation
qu'il en fait ne permet pas de supposer qu'il se soit agi d'autre chose.

Denham (1862) nous donne une des rares relations qui
existent d'épidémies simultanées de fièvre puerpérale et de
scarlatine. Sur 150 femmes qui accouchèrent à la Maternité
de Dublin pendant une période de quatre mois, 50 prirent
la fièvre puerpérale et 8 la scarlatine. De ces dernières,
8 moururent. Denham ne nous donne pas en détail les observations, il rapporte seulement les faits d'une façon som-
maire. Cependant, il sépare soigneusement les huit faits de
scarlatine des cas de fièvre puerpérale.

Retzius, témoin d'une épidémie analogue, reprend l'opi-
nion de Helm et ne veut pas voir là de la scarlatine. Cependant, il ne peut la rapporter à aucune affection connue, et
il l'appelle *porphyra*.

Ici se place le remarquable travail de Guéniot. Celui-ci
étant interne à la Maternité, a été témoin d'une épidémie
de scarlatine. Cependant, ce n'est pas à la scarlatine pro-

prement dite qu'il consacre son travail. Reprenant les idées anciennes pour les modifier, il réunit l'exanthème scarlatineux et l'éruption miliaire pour en faire une seule et même affection qu'il désigne sous le nom de scarlatinoïde puerpérale. Ce serait une fièvre éruptive d'une nature analogue à celle de la scarlatine, de laquelle l'auteur cherche à la distinguer par un long diagnostic différentiel. Mais les principales différences relevées ne portent que sur l'intensité des symptômes. L'auteur lui-même est obligé de l'avouer. D'autre part, les cas qu'il a observés, au nombre de 5, se sont produits pendant qu'une épidémie de scarlatine régnait à la Maternité. Pour nous donc, qui n'attachons pas la même importance à l'éruption miliaire, nous sommes porté à considérer ces faits comme des scarlatines qui, à la vérité, ont été bénignes ; mais ne sait-on pas avec quelle rapidité et quelle bénignité évolue la plupart du temps la scarlatine quand elle doit se terminer favorablement.

Si, pour la variole, on a pu établir la distinction entre la variole et la varioloïde en s'appuyant sur le plus ou moins d'intensité de l'exanthème, qui, différant par la lésion anatomique, est toujours en rapport direct avec la gravité de l'affection, pour la scarlatine, une semblable distinction ne serait pas légitime, puisque l'exanthème cutané peut être presque nul ou faire complètement défaut, alors même que la maladie affecte la terminaison la plus funeste. Nous repoussons donc la variété scarlatinoïde.

Clemens nous cite deux faits indubitables. Dans le premier, la contagion fut transmise à la mère par un de ses enfants, qu'elle avait soigné d'une scarlatine dans les derniers jours de sa grossesse. Il y avait alors en ville une épidémie de scarlatine. Deux jours après son accouchement, elle fut prise de fièvre. En même temps, il apparut un exanthème caractéristique. Il y eut desquamation franche et guérison. Cette femme communiqua la maladie à une autre qui guérit également. Dans les deux cas, l'angine fut légère.

Halahan, dans sa pratique privée pendant de nombreuses années, vit 25 cas. Dans presque tous, la maladie prit un caractère de gravité exceptionnel ; 19 se terminèrent par la mort. Dans 4 seulement, il y eut complication du côté des organes génitaux, et encore note-t-on seulement une certaine sensibilité de l'utérus à la pression. Dans un cas particulier, l'infection fut, de même que dans le cas cité plus haut de Clemens, communiquée à la mère par l'enfant.

Clintock, en 1866, publia un petit travail, traduit dans l'*Union médicale*, où il rapporte 34 cas observés par lui à la Maternité de Dublin. Il y eut là-dessus 10 morts, 6 des femmes succombèrent sous l'influence directe de la maladie, 2 de métro-phlébite et deux de péritonite tardive, qui commença avec la desquamation. Il y eut chaque fois un exanthème caractéristique avec de la fièvre et desquamation. Clintock note la coloration framboisée de la langue, ainsi que le peu d'intensité de l'angine. Les fonctions particulières l'état à puerpéral, écoulement des lochies, sécrétion lactée, involution utérine se firent dans tous les cas sans aucun trouble. Clintock n'émet aucun doute sur la nature de ces affections : ce sont pour lui des scarlatines. C'est une faute manifeste, dit-il, d'appeler cette scarlatine, scarlatine puerpérale, ce sont des scarlatines chez des femmes en couches. Il n'admet donc aucun rapport entre cette maladie et la fièvre puerpérale.

Les faits cités par Clintock attirèrent l'attention d'Hervieux, qui l'année suivante publia dans le même journal un travail intéressant sur la question, dans lequel le savant médecin de la Maternité donne sept observations tirées de son service, toutes terminées par la guérison. Il ne considère pas la scarlatine survenant chez des femmes en couches comme présentant un caractère de gravité particulier, et il s'élève contre les auteurs qui ont manifesté cette opinion. Pour son compte, tous les cas qu'il a observés, dans le cours des années 1860 et 1861, se sont terminés par la guérison. Il ne croit pas non plus que l'état de grossesse préserve nécessairement de la scarlatine. Dans l'observation V de son travail, il s'agit d'une scarlatine se manifestant au sixième mois de la grossesse et suivie de l'avortement le deuxième jour de l'éruption, Il y eut généralisation de l'exanthème avec éruption miliaire sur le ventre, les aines et la partie supérieure des cuisses, Après une franche desquamation, la guérison fut complète le vingt-deuxième jour. C'est donc un cas analogue à celui déjà cité de Dance. Dans un autre cas, l'accouchement eut lieu à huit mois et demi, et la scarlatine se déclara le soir même. Au moment où Hervieux observa les faits qu'il rapporte, il n'y avait pas d'épidémie de scarlatine à Paris ; c'était une épidémie spéciale à la Maternité. Il note également comme les autres observateurs, la faible intensité de l'angine.

Koch a observé à la Maternité de Giessen trois cas, alors que la scarlatine existait à l'état épidémique dans la ville et les environs. Une des femmes fut prise étant enceinte, et accoucha le lendemain un peu avant terme. Toutes les trois guérirent, sans avoir jamais eu aucune lésion du côté des organes génitaux, ni du péritoine. Koch note également la coloration framboisée de la langue ainsi que l'apparition tardive et le peu d'intensité de l'angine.

Trousseau, dans ses cliniques, mentionne brièvement l'épidémie de scarlatine observée par lui à Cour-Cheverny, et qui fit de nombreuses victimes parmi les femmes en couches. Il est regrettable que l'éminent clinicien ne nous ait pas laissé un récit plus détaillé de ce qu'il a vu : il insiste seulement sur le caractère grave de la maladie. Il cite aussi le fait de l'immunité que paraissaient avoir les femmes grosses. Trousseau nous donne encore la relation avec autopsie d'une scarlatine manifestée, quelques jours après l'accouchement, chez une jeune femme de 25 ans.

Braxton Hicks, dans sa pratique privée, eut l'occasion d'observer 89 cas de maladies générales graves chez des femmes en couches. Il compte là-dessus 37 cas de scarlatine, mais dans 17 desquels l'exànthème aurait manqué. Dans deux autres cas le diagnostic n'aurait pas été pour l'auteur lui-même parfaitement évident. Il reste donc 18 cas, dans lesquels il n'élève aucun doute sur la nature de la maladie. Dans quelques-uns, les femmes avaient peu de temps auparavant soigné leurs propres enfants atteints de scarlatine. Ailleurs, ce furent elles-mêmes qui transmirent la scarlatine, soit à leurs enfants, soit à des personnes de leur entourage. Il n'y eut jamais rien de particulier du côté des organes génitaux, dans deux cas seulement, l'utérus fut un peu sensible à la pression. L'angine exista la plupart du temps, de même que la coloration framboisée de la langue.

A la clinique de Marburg, dans l'espace des années 1867-1873, furent observés cinq cas, qui sont décrits avec soin dans la thèse de Schneider. Des cinq malades, quatre n'avaient pas encore eu la scarlatine, la cinquième disait avoir eu la scarlatine dans son jeune âge, et précisément chez celle-ci l'affection prit un caractère de bénignité remarquable. Il n'y eut pas d'angine. Deux cas se terminèrent par la mort, dans l'un desquels on trouva à l'autopsie une néphrite.

Enfin en 1876, Olshausen publie cinq observations dont voici rapidement le résumé :

1° Pluripare. Frisson le deuxième jour. Eruption le quatrième. Angine légère. Sensibilité légère de l'utérus à la pression, sans péritonite évidente. Diarrhée. Desquamation. Guérison.

2° Primipare, dont le lit était voisin de la précédente. Frisson le quatrième jour, éruption le sixième avec mal de gorge. Desquamation le dixième jour. Guérison.

Aucune de ces deux femmes n'avait eu la scarlatine.

3° Fièvre intense avec symptômes cérébraux le premier jour. Le lendemain coma, exanthème. Mort dans la soirée.

4° Frisson le soir du second jour. Apparition de l'exanthème le troisième avec angine légère. Coloration framboisée de la langue. Délire. Mort le huitième jour. Autopsie. Pas d'altération des organes génitaux.

5° Fièvre au second jour. Exanthème le même soir. Angine. Coloration framboisée de la langue. Desquamation abondante. Guérison.

Olshausen a réuni un grand nombre d'observations appartenant aux auteurs que nous avons mentionnés, et nous avons emprunté à son travail, le résumé des travaux publiés sur cette question en Allemagne. Il fait suivre ses observations de considérations intéressantes sur la scarlatine, adoptant cette opinion qu'on ne peut rapporter à une fièvre puerpérale acompagnée d'exanthème les faits publiés. Il n'hésite pas au contraire à les admettre comme scarlatines. Après l'examen des quelques particularités cliniques qui appartiennent à la scarlatine, lorsqu'elle se développe dans l'état puerpéral, il aborde la question de l'incubation à laquelle il assigne une durée extrêmement longue pendant la grossesse, plusieurs mois dans certains cas. Nous aurons à revenir sur la question.

Martin publie trois observations. De même qu'Hervieux, il considère la maladie comme étant peu grave par elle-même, et en subordonne le pronostic aux complications qui peuvent survenir du côté des organes génitaux. Nous verrons que les cas de Martin sont des cas tout à fait exceptionnels, et que son opinion est peu fondée.

Liebmann rapporte trois observations prises avec le plus grand soin, et que nous reproduisons dans leur entier à cause de l'intérêt qu'elles présentent à divers points de vue.

OBSERVATION I. — K... B.., 34 ans, couturière, célibataire, ordinairement bien portante (on ne sait pas si elle avait eu la scarlatine dans sa jeunesse) a peu de jours avant son deuxième accouchement, soigné son enfant âgé de deux ans, qui avait eu la scarlatine. — Reçue en travail à la Maternité (de Trieste) elle accoucha facilement le 22 septembre 1874 d'un enfant à terme, en position du sommet. Les premiers jours des couches se passèrent sans troubles. Le 25 septembre, quatrième jour des couches, frisson, fièvre. Le 26, angine, fièvre. Le 27, fièvre intense. Température 41° centigr. Eruption sur tout le corps.

Le 28 septembre elle fut transférée dans mon service. État actuel. Pas de troubles intellectuels. La langue framboisée, passablement sèche, ulcérée sur les bords. Toute la cavité buccale d'un rouge intense, sur les amygdales plusieurs ulcérations grises : la face rouge. Sur le tronc, particulièrement sur la poitrine et sur le ventre un exanthème caractéristique de la scarlatine. Les seins gonflés par l'engorgement laiteux. Le ventre mou : pas de météorisme. L'utérus dur, mobile, pas sensible, dépasse de deux travers de doigt le bord supérieur du pubis. Pas de périmétrite.

A l'entrée du vagin, on remarque une ulcération grise très-superficielle. Le flux lochial modérément copieux sans mauvaise odeur. Secrétion urinaire normale. Urine sans albumine.

28 septembre au matin. Temp. 40°3. Pouls 116. Traitement. Gargarisme de chlorate de potasse. Limonade acide pour tisane. — Injections vaginales phéniquées. Le soir. Temp. 40°3. Pouls 118. Trois enveloppements froids de dix en dix minutes, après quoi la température tombe à 39°4.

Le 29 au matin. Temp. 41°, Pouls 112. L'exanthème beaucoup plus pâle. La patiente très-agitée. Quinine 1 gr. 50.

Le soir. Temp. 41,°2. Pouls 120. La patiente, moitié endormie, moitié délirante. On ordonna des enveloppements froids, mais deux seulement furent exécutés, parce qu'ils ne furent pas supportés et provoquèrent une sensation de malaise, du froid et du claquement de dents.

Le 30 au matin. Temp. 40°. Pouls 112. Violente diarrhée. Écoulement d'urine involontaire. Grande agitation. Traitement. Affusions froides toutes les deux heures. Vin. Éther.

Le soir. Temp. 40°8. Pouls 118. Opium.

1er octobre au matin. Temp. 39°1. Pouls 118. L'exanthème presque entièrement disparu. Toujours de la diarrhée. L'évacuation des garderobes et de l'urine se fait involontairement.

Le soir. Temp. 39°4. Pouls 104.

2 octobre au matin. Temp. 38°3. Pouls 96.

Le soir. Temp. 38°1. Pouls 112. Pas de diarrhée. État général un peu meilleur.

Le 3 octobre au matin. Temp. 38°3. Pouls 88.

Le soir. Temp. 37°9. Pouls 92.

L'évacuation de l'urine se fait volontairement. Urine exempte d'albumine. Utérus bien contracté. Bien-être général.

Le 4 au matin.	Temp. 39°1	
	Pouls. 112.	
Le soir.	Temp. 38°5	Elle se trouve bien. Toux fréquente et sèche. Rien de particulier à signaler.
	Pouls 104.	
Le 5 au matin.	Temp. 39°	
	Pouls 104.	
Le soir.	Temp. 39°3	
	Pouls 128.	

Le 6 octobre au matin. Temp. 40°2. Pouls 128. Dans la nuit dernière, violente attaque d'éclampsie avec céphalalgie gravative. Saignée d'environ trois cents grammes. Perte de connaissance. Dans la vessie, faible quantité d'urine avec des traces d'albumine. Éther.

Le soir, pouls très-fréquent, impossible à compter. La température ne fut pas notée par le médecin assistant, qui tenait la patiente pour mourante. De même le jour suivant, jusqu'au 7 octobre, pendant une absence que je fis de vingt-quatre heures. Strabisme. La patiente n'est pas dans le coma, mais elle ne parle pas et reste apathique. Vin, musc, etc.

8 octobre, au matin. Temp. 39°6. Pouls 166. Même état. Grand

météorisme. La patiente, au plus léger attouchement du ventre, fait des grimaces de douleur.

Le soir. Temp. 40°2. Pouls 120. La vessie contient quelques grammes d'urine albumineuse.

9 octobre au matin. Temp. 38°7. Pouls. 120.

Le soir. Temp. 39°. Pouls impossible à compter. Le ventre reste extraordinairement sensible. Vomissements abondants d'un liquide bilieux. Strabisme persistant. Spasmes cloniques des extrémités supérieures. Eschare considérable au sacrum.

10 octobre, au matin. Temp. 40°4. Pouls impossible à compter. La patiente, qui depuis plusieurs jours n'avait pas parlé, marmotte de temps en temps quelques paroles incompréhensibles. Collapsus. Mort à midi.

Autopsie 20 heures après la mort.

Desquamation épidermique sur le tronc, particulièrement évidente aux hypochondres et aux régions inguiunales. Anémie et œdème du cerveau. OE lème des poumons. Dans les bronches beaucoup de sérosité spumeuse. A droite, exsudat pleurétique sero-fibrineux, en grande quantité. Dans la cavité péritonéale, exsudat séreux en grande quantité, mélange en abondance de matière filamenteuse floconneuse. Tout le péritoine viscéral, notamment au foie, à la rate, sur les intestins recouverts d'une couche épaisse de membranes fibrineuses molles. Le foie mou, turgescent. La rate triplée de volume, aplatie. Les deux reins modérément augmentés, la capsule facile à détacher : la surface jaune rougeâtre, brillante. La couche corticale gonflée, légèrement friable, les pyramides injectées. L'utérus à peu près de la grosseur du poing, aplati d'avant en arrière ; les parois minces. La substance de l'utérus passablement consistante. Les veines de l'utérus en majeure partie vides. La cavité renferme quelques caillots de sang. L'épithélium se laisse enlever sous forme d'une bouillie brun sale. La substance du col congestionnée, ramollie. La muqueuse vaginale pâle, et tout à fait normale à l'exception d'une petite déchirure à la fourchette, et qui ne présentait aucun dépôt pultacé. Les ovaires, gonflés œdémateux. Les trompes renferment une mucosité blanchâtre. La vessie contient quelques grammes d'une urine très-trouble.

OBSERVATION II. — F. T..., 22 ans, célibataire, domestique, accoucha facilement pour la première fois le 3 janvier 1875 d'un enfant à terme, vivant, après avoir passé le dernier mois de sa grossesse dans la Maternité, où, à ma connaissance, il n'était survenu aucun cas de scarlatine. Le 4, survint de la fièvre. Le 7, se manifestèrent les symptômes de la scarlatine, d'une façon assez évidente pour qu'elle fût transférée dans mon service.

7 janvier, au matin. Temp. 39°6. Pouls 128. Pas de troubles à la sensibilité. La langue rouge, sèche, les papilles très-gonflées. La face rouge. Exanthème scarlatineux bien marqué sur le tronc. Angine manifeste. Utérus sensible à la pression, bien contracté. Le flux lochial était modérément établi. A l'entrée du vagin, et particulièrement au niveau d'une déchirure périnéale de l'étendue d'un centimètre environ, une ulcération superficielle grisâtre. Violente diarrhée : les selles se font souvent involontairement. La secrétion de l'urine peu abondante. Urine sans albumine. Traitement. Quinine. Lotions froides. Vin. Injections vaginales phéniquées.

Le soir, Temp. 41°2. Pouls 136.

Le 8, au matin. Temp. 40°4. Pouls 116.

Le soir. Temp. 41°6. Pouls 128.

Le 9, au matin. Temp. 39°9. Pouls 112. La nuit a été agitée. Violent délire. Faible diarrhée. L'exanthème est encore très-manifeste. L'utérus un peu gros et mou, toujours sensible à la pression.

Le soir. Temp. 40°4. Pouls 120.

Le 10, au matin. Temp. 39°2. Pouls 104.

Le soir. Temp. 39°4. Pouls 116. L'utérus a diminué un peu, et est moins sensible. La diarrhée a cessé. L'exanthème est beaucoup plus pâle.

Le 11, au matin. Temp. 38°8. Pouls 100.

Le soir. Temp. 39°4. Pouls 116. Fréquents accès de délire. Nuit sans sommeil.

Le 12, au matin. Temp. 39°2. Pouls 96.

Le soir. Temp. 38°6. Pouls 116.

Le 13. Temp. 38°4. Pouls 102. Amélioration. — La malade tousse beaucoup. Respiration vésiculaire rude dans toute la poitrine. La desquamation commence.

Le soir. Temp. 39°6. Pouls 124.

Le 14, au matin. — Temp. 39°2. Pouls 124.

Le soir. Temp. 40°3. Pouls 128. Desquamation régulière. Les symptômes ne montrent aucun changement qui puisse expliquer l'élévation de la fièvre. Les ulcérations vaginales sont rouges, et bien couvertes de granulations.

Le 16, au matin. Temp. 40°. Pouls 140. Nuit sans sommeil. La patiente se plaint de très-violentes douleurs dans le ventre. Météorisme. Tout le ventre est très-sensible à la pression.

Le soir. Temp. 40°6. Pouls 132.

Le 17, au matin. Temp. 40°2. Pouls impossible à compter. Collapsus. Grand météorisme. Violente dyspnée. - Cyanose. — Mort à onze heures.

Autopsie, 24 heures après la mort.

Desquamation épidermique. Les enveloppes du cerveau, dans la partie correspondante à la convexité de l'encéphale, molles et œdémateuses. Le cerveau hypérémié, modérément œdémateux. Dans la trachée, sérosité spumeuse. OEdème des poumons, particulièrement des lobes inférieurs. Dans la cavité péritonéale, une grande quantité de liquide trouble, mélangé de flocons fibrineux. Le péritoine viscéral, notamment sur les intestins, et sur le foie, injecté, couvert de pseudo-membranes fibrineuses. Le foie modérément augmenté de volume, de consistance normale. La rate, quadruplée de volume, passablement molle, d'un brun rouge sale. Les reins un peu gonflés; la couche corticale rouge pâle, brillante; la surface externe rude, les pyramides profondément injectées. Dans le petit bassin, grande quantité de pseudo-membranes. L'utérus de la grosseur du poing ; sa cavité renferme en partie du sang coagulé, en partie un liquide brun, visqueux. La muqueuse d'un gris foncé, sale, molle, déchirée en quelques endroits à la partie cervicale. A l'insertion placentaire, quantité de caillots noirs. La substance de l'utérus compacte, sèche ; dans la cavité des vaisseaux, seulement des caillots de sang. La muqueuse vaginale pâle, normale; à l'entrée, excoriations passablement étendues, à surface nette. Le tissu sous-séreux des ligaments larges infiltrés de pus. Là, à l'ouverture des vaisseaux, un pus épais jaillissait au dehors. Le tissu sous-séreux de l'utérus infiltré tout autour de sérosité. Seulement sur le côté, près du col de l'utérus, un grand nombre de petites collections de pus. L'ovaire droit, petit, dur. Le gauche très-augmenté, infiltré de sérosité et de pus. Dans les trompes, un peu de mucosité visqueuse. La vessie contractée, renfermant de l'urine trouble.

Il se trouvait en outre, au crâne, sur la peau, dans le larynx, des cicatrices qui dénonçaient l'existence de la syphilis.

Observation III. — F. O..., 26 ans, célibataire, domestique a eu, étant enfant la rougeole, mais jamais la scarlatine. Étant enceinte (pour la première fois), elle séjourna 43 jours dans la maternité, où ne survint pendant ce temps aucun cas de scarlatine. Avant son entrée à la Maternité ; elle n'avait été en contact avec aucun scarlatineux. Elle accoucha le 14 mars 1876, d'un enfant à terme, vivant, en position du sommet. L'accouchement se passa normalement. Elle n'allaita pas à cause de l'insuffisance de ses mamelons. Le 16, violente fièvre qui persista le 17 (huile de ricin, quinine). A la fièvre s'ajoutèrent des douleurs de reins et de la sensibilité du ventre, et en même temps un exanthème se manifesta. Le jour suivant, elle fut transférée dans mon service.

18 mars, au matin. Temp. 39°. Pouls 112.

Le soir. Temp. 40°3. Pouls 116. Pas de troubles de la sensibilité. Expression du visage tranquille : la malade n'accuse aucune souffrance. Le visage légèrement rouge. La langue a une couleur grise, montrant de la rougeur sur ses bords ; elle est humide et lisse. L'exanthème scarlatineux, très-rouge, composé d'une grande quantité de petits points rouges, couvre tout le tronc, mais respecte les extrémités. Sur le ventre, la peau a un aspect particulier, couverte qu'elle est de nombreuses rides à pigmentation très-accentuée. Le ventre mou : l'utérus remontant jusqu'au niveau de l'ombilic est un peu sensible à la pression, mais se laisse encore palper, sans que cela éveille de douleurs particulières. Les deux côtés de l'utérus sont très-sensibles à la pression surtout à droite : de ce même côté, la main rencontre une grande résistance. La muqueuse vaginale rouge, boursoufflée. Plusieurs ulcérations grises à l'entrée du vagin. Lochies brun rouge, un peu fétides. Traitement : quinine, injections vaginales.

19 mars, au matin. Temp. 39°2. Pouls 116. Elle a eu quelques garde-robes liquides. Sécrétion urinaire normale. Urine sans albumine. La langue un peu couverte, très-rouge. L'exanthème a pris une teinte sombre. Les mamelles turgescentes engorgées de lait. Quinine.

Le soir. Temp. 40°2. Pouls 116.

Le 20, au matin. Temp. 39°1. Pouls 108. Diarrhée. Utérus un peu sensible. Les ulcérations vaginales se nettoient. Exanthème pas changé. Pas d'angine.

Le soir. Temp. 39°9. Pouls 104. Lotions froides sur le ventre. Quinine.

Le 21, au matin. Temp. 38°5. Pouls 96. Douleurs violentes dans le ventre et dans les reins. L'exanthème est un peu moins rouge. Il est survenu des vésicules miliaires en abondance, aussi bien dans les endroits rouges, qu'au cou, à la nuque, etc. Le ventre avec sa peau ridée, sa coloration rouge-cerise intense, et avec d'innombrables vésicules blanches, a un aspect tout à fait particulier.

La langue pâle, légère diarrhée.

Le soir. Temp. 39°5. Pouls 112.

Le 22, au matin. Temp. 38°3. Pouls 84. Exanthème pâle. La miliaire tourne en partie à la desquamation. Le ventre moins douloureux.

Le soir. Temp. 40° Pouls 84.

Le 23, au matin. — Temp. 38°1. Pouls 80.

Le soir. Temp. 38°3. Pouls 96. Utérus diminué. La résistance dans le flanc droit a disparu. Légère diarrhée (3 ou 4 selles en 24 heures).

Le 24, au matin. Temp. 37°2. Pouls 118. Abondante desquamation furfuracée, comme dans la miliaire.

Le soir. Temp. 37°4. Pouls 76.

Le 25, au matin. Temp. 37°2. Le soir. Temp. 37°4. L'utérus fait encore sentir son bord supérieur au-dessus de la symphyse. Les ulcérations vaginales bien couvertes de granulations.

Le 26, au matin. Temp. 37°4. Le soir, 37°4.

Depuis le moment, jusqu'au 1er avril, la température est restée à peu près normale. On ne pouvait plus sentir l'utérus derrière la symphyse. La sécrétion lochiale a tout à fait disparu.

1er avril. Temp. 38°5. Enveloppement froid. Quinine.

Le 2, au matin. Temp. 38°2. Le soir, 39°.

Le 3 avril, au matin. Temp. 37°. Le soir, 39°5. Amélioration. Commencement de la desquamation analogue à la desquamation habituelle de la scarlatine : l'épiderme se détache, notamment à la paume des mains, en grands lambeaux. Sur les autres endroits du corps, la desquamation est seulement indiquée.

Le 4 avril, au matin. Temp. 38°3. Le soir 39°3. Le tronc, et particulièrement les seins et la face interne des bras sont recouverts d'un érythème présentant la rougeur de la scarlatine et constitué par un pointillé très-serré.. Elancements douloureux aux mêmes endroits.

Le 5, au matin. Temp. 39°1. Le soir 38°8. L'érythème persiste. Sensibilité à la pression de l'utérus et des flancs. Vagin net. Lochies blanches, abondantes, sans odeur. La desquamation persiste au pieds et aux mains, Au niveau des cuisses, elle est furfuracée.

Le 6 avril au matin. Temp. 37°. Le soir 38°. L'exanthème a disparu. La sensibilité du ventre, de même que l'exsudat sont en décroissance.

A partir de ce jour, commença la convalescence. La patiente quitta la Maternité le 24 avril seulement parce que jusque-là les ulcérations granuleuses du vagin empêchèrent la marche.

Voici enfin les faits dont nous avons été témoins à la Maternité (annexe de Cochin). Les malades dont il s'agit ayant été, dès l'affection reconnue évacués dans le service de médecine, nous devons à l'obligeance de M. Colson, interne de ce service, communication des notes sur lesquelles ont été rédigées les observations.

Obs. I. — Un enfant âgé de deux mois environ est entré au Pavillon d'accouchements avec sa mère, qui devait y être nourrice. Quelques jours après son entrée, cet enfant contracte une éruption morbilleuse qui disparaît en trois jours, à la suite de laquelle il a de la parotidité suppurée, de l'angine et une nouvelle éruption scarlatineuse. En même temps que l'enfant est atteint de cette deuxième éruption, la mère contracte une scarlatine franche avec angine et albuminurie, pour laquelle on l'envoie avec son enfant à l'hôpital Necker, le 6 janvier; l'enfant y meurt le lendemain. Depuis on n'a pas eu de nouvelles de la mère. A la suite de celui-ci se sont produits les deux cas suivants, chez des femmes récemment accouchées :

Obs. II. — Marie Gazin, 22 ans, domestique, entre au Pavillon d'accouchements le 8 décembre 1876 ; c'est sa première grossesse. On l'accouche le 10 décembre au moyen du forceps. Avant ses couches, elle avait les jambes enflées et des flots d'albumine dans l'urine. Deux jours après son accouchement, elle est reprise d'un frisson violent qui se répète à trois reprises différentes. Elle éprouve en même temps un point douloureux dans le côté droit du ventre, où il se manifeste un phlegmon du ligament large. Traitée par les vésicatoires, l'affection utérine a évolué normalement sans complications, s'améliorant jusqu'au 9 janvier au matin. Ce jour-là, à son réveil, la malade a été prise de picotements dans les yeux avec larmoiement. Un peu de co-ryza. Elle tousse un peu. Elle se trouve en même temps couverte d'une éruption pour laquelle on l'envoie à la salle Saint-Philippe, avec le diagnostic rougeole.

11 janvier au matin. La malade a la conjonctive oculaire légèrement injectée, avec larmoiement. Enchifrènement. Un peu de toux. Pas de râles dans la poitrine.

Eruption qui a débuté par la face, et qui présente un caractère variable, si on l'examine sur la face et les membres, ou bien sur le tronc.

L'éruption est surtout très-marquée à la racine des membres ; là et sur la face, elle est morbilliforme. Constituée par des plaques rouges, érythémateuses, légèrement saillantes, laissant entre elles des intervalles de peau saine, et affectant par places une forme de croissant. Coloration rouge vif disparaissant imparfaitement sous la pression du doigt.

Sur le tronc (ventre thorax et dos), cette éruption est constituée par une plaque rouge, érythémateuse, sans intervalles de peau saine, ayant un granit piqueté spécial, qui a de l'analogie avec l'éruption scarlatineuse.

OEdème des malléoles. Quantité très-notable d'albumine dans l'urine. Le ventre est volumineux, douloureux à la pression, surtout à droite, et la palpation dénote une douleur s'étendant à toute la fosse iliaque droite, et remontant jusqu'à l'ombilic.

Le toucher vaginal n'est pas douloureux. L'utérus n'est pas abaissé, il est fixe, et on constate à peine un léger affaissement du cul-de-sac latéral droit. Temp. 39°,4.

Diagnostic encore indécis entre rougeole et scarlatine. Repos au lit. Julep diacodé.

Le 12. Éruption a considérablement pâli à la face, où on peut cependant encore l'observer si on regarde attentivement ; elle a auss diminué d'intensité aux bras. Sur le tronc, elle n'a pas varié. Aux caisses, où elle était disséminée la veille, elles forment de larges plaques qui ont envahi les intervalles de peau saine. Les jambes, les avant-bras qui la veille ne présentaient que quelques points légèrement papuleux, présentent actuellement de nombreuses plaques éruptives, entièrement morbilleuses. De sorte que l'éruption suit une marche descendante vers les extrémités. Que franchement rubéolique

tandis que les points récemment envahis sont franchement morbilleux. De plus, cette éruption occasionne des démangeaisons assez
vives, qui forcent la malade à se gratter.

Le 13, l'éruption pâlit sur le dos, au thorax. Elle n'a pas changé
de caractère sur les cuisses. Aux jambes, elle est très-intense, et aux
avant-bras, elle forme un bracelet au niveau des poignets.

Le 14, même état ; la fièvre est toujours considérable. L'éruption a
peu varié.

Le 15, la malade a eu un frisson pendant la nuit, elle se plaint de
mal de gorge. L'éruption persiste suivant toujours sa marche enva-
hissante du ventre à la périphérie. A la face, où elle a complètement
disparu, ils ne reste pas de desquamation.

Les organes pelviens n'ont pas subi de modifications ; le ventre n'est
pas plus douloureux : les culs-de-sac vaginaux ne se sont pas affaissés.
On prescrit deux verres d'eau de Sedlitz, et sulfate de quinine, dans le
cas où le frisson reparaîtrait. Temp. 39°,4.

Le soir, le frisson n'a pas reparu. L'état de malaise dans lequel se
trouvait la malade depuis le matin a disparu. Temp. 38°,8.

Le 16, l'éruption a complètement disparu au tronc et à la racine
des membres. Elle persiste aux jambes, aux malléoles et aux poignets
avec son aspect morbilleux.

Le 17, l'éruption persiste, intense. Temp. 38°.

Le 19, élévation de la température. Nouvelle poussée sur le dos et
à la partie antérieure du thorax. L'éruption qui occupe actuellement
le thorax donne à la main une sensation de peau chagrinée, sans pa-
pules ni vésicules. Elle a une coloration rouge saumon, séparée par
des intervalles de peau saine, et donnant un aspect tigré à la peau.

20 janvier. OEdème de la face des mains et des pieds. Pas de frisson. Pas de trouble de la vue. Il y a relativement peu d'albumine
dans les urines, qui sont rouge foncé, laissant déposer par le repos
des quantités très-notables d'urates.

Malaise général. L'éruption a le même caractère que la veille.

Le 21, L'œdème paraît avoir sensiblement diminué. Cependant, il
y a encore une infiltration très-manifeste des paupières, qui sont collées
au réveil. La malade n'éprouve plus de malaise. La courbature, les
douleurs de reins dont elle se plaignait, il y a deux jours, ont disparu.
La fièvre est tombée.

L'éruption s'efface sur le dos, persiste encore aux poignets. Nulle
part on ne trouve trace de desquamation. Les points complètement dé-

barrassés de rougeur n'en ont pas conservé trace ; il n'y a plus de suffusion sanguine.

Le 22, plus de tracès de l'éruption ; il reste cependant encore sur le thorax un peu de mamelonnement de la peau.

L'œdème des jambes a un peu augmenté et remonte jusqu'aux genoux. La face est moins bouffie. Pas de céphalalgie. La vue est trouble. Pas de douleurs du ventre.

Le 25, desquamation en écailles comme dans la scarlatine sur la face et le cou. Au thorax et sur les membres, il y a toujours une teinte jaune avec piqueté sans desquamation.

La face est moins bouffie. L'œdème semble se localiser aux membres inférieurs. Pas d'albumine, pas de dyspnée. La température ne dépasse pas 38º.

Le 28, l'amélioration continue; la malade est moins pâle. La bouffissure de la face a complètement disparu ; l'œdème des jambes persiste. Desquamation épidermique en écailles assez larges sur la face. Sur le reste du corps, il n'y a que peu de desquamation.

Ganglions post-auriculaires des deux côtés formant chaîne; ils sont douloureux et durs. La malade n'a pas de croûtes dans les cheveux, pas de mal à la gorge.

Le ventre est toujours tendu, peu douloureux. Tuméfaction considérable remontant dans la fosse iliaque droite, un peu au-dessous de l'ombilic. Régime lacté.

La desquamation s'étend à tout le corps et se fait sous forme d'écailles larges d'un millimètre environ.

Le 7 février, la desquamation est complètement achevée. La face a a repris sa coloration normale ; plus de trace de bouffissure.

Le ventre est moins gros, moins douloureux. Cependant, il y a toujours de l'empâtement de la fosse iliaque droite, Les jambes ne sont plus enflées; il n'y a plus d'albumine dans l'urine. Les ganglions qui existaient derrière l'apophyse mastoïde ont disparu.

La malade se lève et prend l'alimentation ordinaire des convalescents. Elle reprend des forces, et enfin le 20 février, elle part en convalescence.

Obs. III. — Juliette Boudegours, 24 ans, domestique, primipare. Bien portante habituellement. Réglée à 16 ans. Menstruation irrégulière, revenant plusieurs fois par mois. Les dernières règles le 25 mai. Depuis huit jours, douleurs dans les reins. Un peu d'enflure des jambes. Les urines examinées à son entrée, le 13 janvier, contiennent de l'albumine.

Premières douleurs dans la nuit du 12 au 13. Accouchement en O. I. G. A., le 13 janvier, à 4 h. 35 m., d'un garçon vivant pesant 2,400 grammes.

La journée du 14 se passe bien. Le 15, vers huit heures, elle est prise de frisson et de fièvre qui dure toute la journée. Elle accuse un peu de mal de gorge. Le pharynx est, en effet, un peu rouge ; la langue sale, pâle au centre, rouge sur les bords. Pas de vomissements. Elle est très-courbaturée et accuse de violentes douleurs de reins. Elle est couverte d'une éruption ; on la fait passer dans le service de médecine.

16 janvier. L'éruption qui a commencé hier matin s'étend sur tout le corps. Elle s'est manifestée partout en même temps, et la malade ne s'est pas avisée qu'un point fut rouge avant l'autre. Elles sont plus marquée sur le tronc, sur le ventre, au niveau du pli de l'aine que partout ailleurs. Elle est très-accusée également aux mollets, où il y a un piqueté framboisé des plus nets. Elle est plus pâle à la figure. En général, ce sont de larges plaques érythémateuses sans élevure, sans intervalle de peau saine.

Pas de larmoiement ni de toux. Léger bruit de souffle au premier temps, ayant son maximum à la base et à gauche du sternum. Pouls très-fréquent. 132-134. Temp. 40°,4.

La malade n'accuse dans sa jeunesse ni rougeole, ni scarlatine.

Le 17, fièvre très-intense. Pouls 124. Temp. 40°,2. Diarrhée très-abondante pendant la nuit ; huit garde-robes. Il a été impossible de conserver de l'urine.

Le ventre est très-peu douloureux. La langue est chargée au centre, rouge sur les bords. Légère rougeur des piliers. L'éruption n'a pas varié depuis hier au soir. Il n'y a pas de douleur dans les articulations Souffle très-léger au premier temps à la base.

Lavement amidonné avec dix gouttes de laudanum. Tisane de groseille. Ouate sur les seins.

Le 18, l'éruption a en grande partie disparu à la face. Elle est, au contraire, accusée par les membres inférieurs. Aux avant-bras, aux jambes, sur le corps, elle reste stationnaire. Temp. 40°,4.

Le soir, la diarrhée n'a pas reparu ; il y a eu seulement une garde-robe liquide. Elle a eu quelques douleurs de ventre et des vomissements muqueux. Elle ne tousse que très-peu. La rougeur est moins vive sur le thorax, très-intense et uniforme sur le ventre, où on observe des sudamina abondants. Sur les membres, la rougeur est moins uniforme ; Il y a là un piqueté rougeâtre.

Le 19, amélioration, sommeil. L'éruption interne sur les avant-bras et aux jambes persiste encore sur le corps, mais commence à disparaître à la figure. Pas de douleur de gorge. Temp. 39°8.

Le soir, pouls 120. Temp. 40°. Douleur dans les deux poignets, avec épanchement dans la gaîne de l'extenseur des doigts. La douleur a son maximum non dans l'articulation, mais dans la gaîne synoviale de l'extenseur.

Le 20, au matin, pouls 112. Temp. 40°,4. Le soir, pouls 120. Temp. 40°,6.

Les douleurs n'ont pas augmenté et restent limitées dans les synoviales du poignet. Laudanum.

L'éruption a diminué sur le thorax, mais reste bien vive sur l'abdomen et les membres, où il est très-facile de constater un piqueté framboisé. Elle est moins intense aux bras qu'aux avant-bras, aux cuisses qu'aux jambes, excepté au pli de l'aine. Au dos, elle est toujours intense, uniforme.

Vomissements. Pas de douleurs de ventre. Diarrhée cinq ou six fois dans la journée. On a donné un lavement laudanisé. Pas de toux. Pas de dyspnée. Expectoration légèrement soufflante à droite. Un peu d'égophonie. Diminution de la respiration à la base.

L'éruption s'étend sur les membres, Il y a encore une suffusion rouge, mais beaucoup moins marquée. Pouls 104. Temp. 39°8. Les articulations des poignets sont moins douloureuses. La gorge ne fait plus mal. Souffle doux. Diminution de la respiration et matité du côté droit. Le soir, pouls 128.

Le 22, desquamation au cou, aux bras, sur le ventre, par petites plaques. La malade tousse un peu. Le souffle a disparu. En arrière, un peu de faiblesse respiratoire. Elle urine sous elle pendant les efforts de toux. Peu de diarrhée. Pas d'albumine dans les urines. Le soir, temp. 40°,6. Pouls 140. Lavement laudanisé.

Le 23, temp. 39°,4. Pouls 100. Un peu de mal de gorge. Plus de diarrhée. Etat général un peu meilleur. Elle ne tousse pas. Le soir, pouls 112. Temp. 40°.

Le 24 au matin, pouls 112. Temp. 40°,6. Le soir, temp. 40°,2.

Desquamation abondante, en écailles, manifeste surtout au ventre. Diarrhée abondante. Abattement Pas de délire. Potion avec bismuth, gr. Lavement amidonné laudanisé, 15 gouttes. Le jour, abattement ; la malade paraît sous l'influence du laudanum. Langue vernissée.

Le 25, suppression de lavements : opium, 15 gr.; cognac, 80 gr.; vin de quinquina, 50 gr.; à donnner de quatre heures en quatre heures.

Même état d'abattement, de pâleur ; la diarrhée persiste. Desquamation abondante sur le ventre, à la racine des membres, en écailles assez larges. Pouls 108. Temp. 40°2.

Le soir, pouls 124. Temp. 41°2. Assoupissement persistant. Subdilirium. Somnolence continue. Air hébété. Langue luisante vernissée. La diarrhée persiste. Oppression. La malade se plaint depuis hier d'un point de côté à gauche. Submatité à la base droite. Pas de souffle. Râles de congestion aux deux bases, surtout à droite. Soif extrèmement vive. Le ventre est très-ballonné. Sensible tympanisme. Rien au cœur.

Le 26, la desquamation commence à apparaître sur les membres. Le matin, pouls 100. Temp. 39°,4. Le soir, pouls 144. Temp. 41°.

Le ventre est très-douloureux, ballonné. La malade a vomi des matières bilieuses. Prostration. Le nez est pincé, les traits tirés. Diarrhée persistante. Refroidissement des extrémités. Le pouls est très-petit, fréquent ; on ne peut le compter.

La malade meurt dans la soirée.

Autopsie. Rien au cerveau ni au cœur. Congestion des deux bases des poumons. Petite quantité de liquide citrin dans les deux plèvres, surtout à droite. Le foie, la rate, les reins sont sains.

Le péritoine contient une petite quantité de pus crêmeux, accumulé au pourtour de l'utérus, dans le petit bassin. En ce point, le péritoine est légèrement vascularisé ; mais il ne présente pas d'adhérence avec les intestins ni avec les organes du petit bassin qui sont parfaitement libres. L'utérus n'est pas complètement revenu sur lui-même ; il n'y a pas encore de cicatrisation complète au niveau de l'insertion du placenta. En ce point, la muqueuse utérine est légèrement saillante et tuméfiée. Une coupe à ce niveau montre les sinus veineux utérins béants, dépourvus de sang, mais également exempts de pus. Pas de pus dans les trompes. Rien dans les ovaires.

Il nous reste à examiner maintenant sous quelle étiquette on doit ranger tous les faits que nous avons rapportés, et si véritablement ils méritent le nom de scarlatine. Ou bien doit on comprendre sous le nom de scarlatine puerpérale, *scarlatina* ou *purpura puerperalis*, une maladie infectieuse, qui survenant sous l'aspect de la scarlatine, serait identique à la fièvre puerpérale ou tout au moins quelque chose d'approchant? S'agit-il là, en un mot, d'une septicémie puerpérale accompagnée d'exanthème? C'est surtout chez les auteurs allemands que prévaut cette dernière opinion. Il y eut principalement, comme nous l'avons vu, Helm qui soutint la non-identité des maladies décrites par Malfatti et les autres observateurs avec la scarlatine véritable, et il est également frappant chez les auteurs plus récents de voir s'établir la confusion entre la scarlatine chez les femmes en couches, et la prétendue scarlatine puerpérale, qui relèverait de la fièvre puerpérale. Schröder dit : « les femmes en couches peuvent prendre la scarlatine, mais encore ne sont-elles pas préférablement disposées pour cette contagion, de sorte que la plupart des formes de maladies graves avec dermatite erythémateuse étendue sans gonflement, sont à considérer comme des fièvres puerpérales, accompagnées d'un exanthème spécial. » Et à l'appui de cette opinion, sans chercher directement à prouver qu'il s'agissait là de fièvre puerpérale, lui et ses partisans apportèrent seulement différentes objections contre la nature scarlatineuse de l'affection.

C'est ainsi, par exemple, qu'ils avancèrent que les épidémies de scarlatine puerpérale se développèrent dans les maternités, sans qu'elles eussent existé, sans qu'elles se fussent étendues autre part. Remarquons d'abord que nous possédons un certain nombre de faits où cette assertion est inexacte, et où les épidémies qui existaient dans les maternités coïncidèrent avec les épidémies extérieures. C'est ce qu'on peut remarquer pour l'épidémie de Malfatti, pour l'épidé-

mie de Senn en 1825. Dance s'est chargé de nous apprendre
qu'il existait dans Paris, à ce moment là, une grande épidémie de scarlatine et de variole, à laquelle il a consacré une
assez longue étude, et les quelques observations de scarlatine chez des femmes en couches, qu'il nous rapporte, sont
noyées dans son travail au milieu d'un grand nombre
d'autres cas de scarlatine ordinaire. Il en est de même pour
l'épidémie de Cour-Cheverny citée par Trousseau; la scarlatine frappa indistinctement toute espèce de gens, et sévit
d'une manière particulière sur les nouvelles accouchées.
Voici donc déjà plusieurs cas, où l'argument des adversaires
de la scarlatine perd toute sa valeur.

Du reste, les épidémies se sont produites, la plupart du
temps, dans des maternités, au milieu de grandes villes où
il existe toujours à l'état permanent un plus ou moins
grand nombre de cas de scarlatine. Il suffit qu'une seule
femme ait contracté en ville, d'une façon quelconque, le
germe de la maladie, pour l'apporter et le communiquer
aux autres femmes dans la maison d'accouchements où l'é-
pidémie trouve dans l'accumulation des sujets en état d'op-
portunité, tant de facilités pour se développer. On s'explique
ainsi tout naturellement comment, dans de pareilles conditions, une épidémie peut se produire et se localiser dans
une maternité, sans qu'il en existe traces au dehors.

On a objecté également que la plupart du temps l'origine
de la maladie n'a pas été connue. Ici encore, un certain
nombre des cas cités échappent à l'objection. Plusieurs
femmes avaient soigné leurs enfants atteints de scarlatine,
où s'étaient trouvées en contact avec des scarlatineux. Tel
est, par exemple, le cas dans l'observation 1 de Lubmann,
que nous avons rapportées. Dans la petite épidémie que
nous avons observée à l'hôpital Cochin, la contagion a été
introduite par une nourrice qui venait d'entrer dans le ser-

vice, et c'est d'elle que les deux accouchées prirent la maladie.

Pour celles-ci donc, pas de doute, quant aux autres faits, on peut dire ceci : On voit tous les jours dans les hôpitaux des cas de maladies contagieuses, nettement caractérisées et indubitables, et dont on pose le diagnostic sans aucune hésitation. Et cependant, bien souvent, si on recherche l'origine de l'infection, avec quelque soin et quelque patience que l'on pousse l'investigation, il est impossible d'obtenir aucune indication qui puisse éclairer sur ce point. Dans les hôpitaux d'enfants, par exemple, n'arrive-t-il pas tous les jours de constater des cas de croup dont l'origine est absolument inconnue. De même pour la variole, pour la scarlatine elle-même, que dans de pareilles conditions, on ne songe pas un instant, pour cette unique raison, à révoquer en doute. Pourquoi se montrer plus sévère alors qu'il s'agit de femmes en couches? Pourquoi exiger avec une pareille précision, l'explication d'un point, qui est souvent impossible à élucider, même dans les cas ordinaires ?

On ne peut donc que constater cette impossibilité sans qu'il y ait la matière à mettre en doute la nature scarlatineuse de la maladie. L'affection elle-même, du reste, nous révèle sa nature d'une autre façon. Car souvent elle s'est communiquée des femmes en couches, à des personnes étrangères : enfants, sage-femmes, infirmiers, comme nous en avons vu plusieurs exemples. Comment mettre en doute, que la maladie d'où les dernières personnes ont pris la scarlatine soit une scarlatine ? Ajoutons encore, comme dernier argument, que dans le plus grand nombre des observations, il est noté que les femmes n'avaient pas eu la scarlatine. Dans un des cas de Schneider, la patiente disait avoir eu la scarlatine dans la jeunesse et précisément chez

celle-ci, l'affection prit un caractère de bénignité remarquable. N'est-ce pas là encore une preuve?

Nous devons ici faire mention d'une opinion répandue en
Angleterre, et d'après laquelle un grand nombre de formes
de fièvre puerpérale, ne seraient que des scarlatines dé-
guisées. Cette opinion s'est surtout manifestée dans la discussion citée de la Société obstétricale de Londres. Newmann
(de Stamford), dit que dans un grand nombre de cas qu'il a
observés, il existait un lien évident entre la fièvre puerpérale et la transmission possible à la malade d'un poison in-
fectieux bien défini, la scarlatine par exemple. Braxton
Hicks dit : « Je crois qu'on ne trouve pas fréquemment
d'éruption accompagnant les cas de scarlatine survenant
pendant l'état puerpéral. Mes observations semblent démontrer que dans ces cas plusieurs des principaux symptômes de la scarlatine font défaut. » Et Barnes ajoute :
la fièvre scarlatine peut causer toute espèce d'accidents
chez la femme en couches, et être la cause de toutes formes
d'accidents puerpéraux, mais quelles que soient ces formes
elles sont toujours susceptibles de communiquer à d'autres
personnes la scarlatine. » Ainsi d'après cette manière de
voir, les femmes par la contagion des maladies infectieuses
et surtout de la scarlatine, pourraient contracter la fièvre
puerpérale.

D'après Braxton Hicks, une nouvelle accouchée infectée
par le poison scarlatineux, prend la fièvre puerpérale, et
quand une femme non enceinte est infectée à son tour par
celle-ci, la maladie se reproduit de nouveau comme fièvre
scarlatine. Ainsi la plupart des cas de fièvre puerpérale ne
seraient que des scarlatines sans éruption? Que l'on mette
donc en parallèle le nombre des cas de scarlatine puerpérale
éruptive, avec les cas de fièvre puerpérale sans éruption,
on verra l'absence de l'éruption être la règle, sa présence

l'exception ! Et il s'agit du symptôme le plus caractéristique de la scarlatine ! C'est à peine si les scarlatines frustes sont admises alors qu'il ne s'agit pas de femmes en couches, et dans ce cas particulier, elles se multiplieraient sous nos yeux. Au sein même de la Société, ces étranges théories ont trouvé des contradicteurs, qui les refutèrent de la façon la plus formelle. « Quelques-uns même, dit Squirre, ont considéré cette affection (la fièvre puerpérale) comme une forme particulière de scarlatine ou de typhus. Je suis d'un avis opposé, et j'affirme que non-seulement la fièvre puerpérale n'est pas un typhus, une fièvre typhoïde, la petite vérole, la rougeole, la diphthérie ou la scarlatine, mais même que ces affections sont très-peu modifiées par l'état puerpéral, et gardent des caractères particuliers qui permettent de les distinguer. » C'est l'opinion que nous défendons.

Nous arrivons maintenant à une objection plus sérieuse, celle qui est basée par l'existence des affections, des organes génitaux. Dans les cas où nous les constaterons, il s'agit de rechercher quel est des deux processus, exanthème ou affection locale, celui qui domine la scène, auquel des deux en définitive doit être subordonné l'autre.

Nous pouvons d'abord constater que les phénomènes du côté des organes génitaux, sont peu fréquents ; il nous sera ensuite facile de voir, que dans les cas où on les rencontre, ils ne peuvent occuper dans le tableau clinique que le rôle de complications, complications graves, il est vrai, mais dépendantes absolument du processus scarlatineux.

Dans presque tous les cas existant dans la littérature, où sont données les relations des autopsies, on n'a trouvé aucune lésion du côté de l'appareil génital. Senn et Dance notent expressément que le péritoine et l'utérus sont restés presque toujours indemnes. Dans cinq des cas de Schneider, on constata de la gangrène de la muqueuse utérine, mais dans tous les autres, intégrité des organes génitaux et du péritoine. Dans quatre observations d'Olshausen rien qui puisse donner le plus léger soupçon de l'existence d'une septicémie. Et de même dans presque tous les cas : tous les auteurs sont d'accord sur ce point. Il reste donc seulement un très-petit nombre de faits tels que les observations de Martin, notre observation II, les observations I et II de Liebmann, dans lesquelles on ait retrouvé par l'examen nécroscopique des lésions diverses de l'appareil génital ou du péritoine. A peine recueillerait-on une douzaine de cas sur plus de cent cinquante observations publiées. On voit donc déjà, par la rareté de ces complications, combien est fausse l'interprétation qu'on a voulu en donner.

Examinons maintenant quels sont les phénomènes qui, observés pendant la vie dans la sphère des organes génitaux, ont pu éveiller le soupçon qu'il s'agissait d'une fièvre puerpérale. La plupart du temps, les fonctions spéciales aux nouvelles accouchées : lactation, écoulement des lochies, involution utérine marchent sans encombre et s'accomplissent normalement, en dépit de la présence de la scarlatine. Cependant, quelquefois, les observations relatent une certaine sensibilité à la pression de l'utérus, sensibilité qui persiste généralement pendant quelques jours, pour disparaître en même temps que les phénomènes généraux s'amendent. En l'absence de tout autre symptôme local, et alors que l'écoulement des lochies persiste sans altération, on ne peut induire de là qu'il ait existé une affection utérine. Mais nous avons affaire à des femmes récemment accouchées, envahies par une maladie éruptive grave. Nous savons la tendance qu'a cette maladie à manifester ses effets non-seulement sur le tégument externe, mais aussi vers les muqueuses : nous en aurons la preuve quand nous traiterons de l'anatomie pathologique de la maladie. Il n'y a rien d'étonnant à ce que l'utérus, dont l'activité vitale est surexcitée, et traversant une phase de transition qui est déjà presque un état pathologique, soumis en plus à l'influence morbide générale, soit pris d'une certaine exaltation de la sensibilité, sans être d'ailleurs gravement atteint. Ainsi s'explique tout naturellement cet état douloureux de l'organe, et il n'a que la valeur d'un épiphénomène qui demeure sous l'influence directe du processus général.

Mais il est d'autres circonstances où les affections locales, prennent plus de gravité et nous venons de voir qu'on a parfois eu affaire à des péritonites nettement caractérisées. Nous allons examiner dans ce cas comment elles se sont produites. Il est d'abord extrêmement rare que la péritonite se déclare en même temps que l'éruption.

Le plus souvent les choses se passent comme dans l'observation de la femme Boudegours. Là, l'éruption s'est manifestée dès les premiers jours avec une intensité remarquable, et elle a suivi son cours normal avec les symptômes habituels, pendant une dizaine de jours, sans que jamais jusque-là, rien d'inquiétant se fût manifesté du côté des organes génitaux. C'est seulement le 25, au onzième jour de la maladie, treizième jour des couches, au moment où la desquamation était dans son plein, que se manifestèrent les premiers symptômes de la péritonite qui, deux jours plus tard, emporta la malade. Dans l'observation II de Liebmann, les choses se passent de même, et aussi encore pour deux ou trois cas rapportés par Mac-Clintock. Nous voyons donc qu'on a là affaire à une péritonite apparaissant tardivement alors que la scarlatine s'était manifestée d'une manière évidente avec ses symptômes. Il est donc impossible de la considérer autrement que comme une complication de la maladie qui déjà durait depuis si longtemps. Ce n'est pas du reste aux femmes en couches seulement, malgré la grande susceptibilité de leurs organes abdominaux qu'appartient cette complication. Elle a été observée dans des scarlatines, même en dehors de l'état puerpéral, et elle est signalée par plusieurs auteurs, comme le fait remarquer Mac-Clintock. Elle aura naturellement encore plus de tendances à se développer chez une femme récemment accouchée.

Telles sont les principales objections qui ont été produites pour démontrer qu'il ne s'agissait pas de scarlatine, mais de fièvre puerpérale. Nous voyons, en résumé qu'on peut classer en deux catégories les faits existants dans la littérature. Dans une première série, nous rangerons les faits pour lesquels il ne subsiste aucun doute ; dans d'autres on a pu apporter certains arguments contre la nature scarlatineuse de l'affection. Mais nous avons vu que si certains points leur font défaut pour établir leur identité comme scarlatine, ils sont entièrement semblables aux premiers par leur marche et l'ensemble de leurs symptômes, et ils reproduisent fidèlement le tableau de la scarlatine avec les particularités que nous allons étudier dans la seconde partie de notre travail.

CHAPITRE II.

PARTICULARITÉS QUI APPARTIENNENT A LA SCARLATINE DES FEMMES EN COUCHES.

Fréquence de la maladie. — Il existe peu de documents qui permetten, d'établir la statistique, et de fixer leur

manière exacte la fréquence d'apparition de la maladie. —
Elle est néanmoins assez rare surtout en Allemagne.
A. Martin, à la clinique de Berlin, ne la trouve signalée
que trois fois sur 16,000 accouchements. Liebmann, dans
une pratique de treize ans à la Maternité de Trieste, n'en a
observé que trois cas. Peut-être y a-t-il une raison de cette
rareté relative en Allemagne : nous avons vu combien les
médecins allemands ont été hostiles au diagnostic de scarlatine, et bien souvent l'affection a pu exister, mais confon-
due dans les statistiques sous l'étiquette de fièvre puerpérale.
Clintock nous dit qu'à la maternité de Dublin de 1826
à 1833, il n'y en eut aucun cas, de 1840 à 1847, un seul
cas, et enfin deux cas de 1847 à 1854. Nous-même sur une
période de 5 ans, 1872-77, comprenant environ 3,500 accouchements annexe à la Maternité de l'hôpital Cochin, n'en
avons relevé que les trois cas cités plus haut. D'ailleurs, la
scarlatine se restreint rarement à des cas isolés : elle s'étend
épidémiquement au sein même des maternités et cette
extension est subordonnée à un certain nombre de causes,
telles que l'intensité de l'épidémie, l'installation des établissements, au point de vue de l'isolement des femmes,
les mesures de prophylaxie prises contre la maladie, etc.
Il y aura donc, suivant la variation de ces causes, un
plus ou moins grand nombre de scarlatines dans un même
laps de temps, et il est impossible de fixer cette proportion
même d'une manière approximative. Bornons-nous donc à
dire d'une façon générale : la scarlatine est une complication peu fréquente de l'état puerpéral.

Cependant, en Angleterre, on paraît l'avoir observée plus
fréquemment, et frappés de ce fait, les médecins anglais ont,
nous l'avons vu, voulu faire jouer à la scarlatine un rôle important dans la pathogénie de la fièvre puerpérale. On a donné
pour raison de cette plus grande fréquence chez nos voisins,

l'intervention du médecin dans tous les accouchements. Ce serait lui qui serait le véhicule de la contagion : la remarque en est faite expressément par Hicks pour plusieurs de ces cas. Cependant, dans les grandes maternités du continent, à la Clinique de Paris, par exemple, les femmes sont entourées et examinées par un grand nombre de médecins ou d'étudiants, qui en même temps fréquentent les hôpitaux, et ont souvent été en contact auparavant avec les scarlatineux. Il ne paraît pas moins pour cela, que la scarlatine s'introduise plus souvent au milieu des femmes de ces établissements.

Etiologie. — Les primipares sont plus exposées que les multipares à contracter la maladie, et il y a de ce fait une double raison : la scarlatine est une maladie de là jeunesse, et à ce titre, elle doit sévir davantage sur les premières ; d'autre part, les femmes auront eu d'autant plus de chances de contracter antérieurement la scarlatine, qu'elles seront plus avancées en âge, et par là même, elles auront acquis l'immunité pour les accouchements ultérieurs. La statistique confirme ces vues théoriques, il y a environ les deux tiers des cas qui se produisent chez des primipares.

Senn a noté que la scarlatine est plus fréquente chez les femmes fortes et vigoureuses que chez les femmes faibles et valétudinaires. Le tempérament sanguin, selon lui, prédisposerait à la maladie. Il n'y a rien là qui diffère de ce qu'on remarque, même en dehors de l'état puerpéral, et nous acceptons volontiers son assertion.

Incubation. — La grossesse met-elle à l'abri de la scarlatine? C'est l'opinion à peu près unanime des auteurs, et de fait, on trouve peu de cas, parmi tous ceux que nous avons cités, où la maladie se soit développée avant l'accouchement. On conçoit très-bien que cet acte si important de la parturition imprimant à tout l'organisme de la femme une violente secousse, modifiant profondément les conditions de sa circulation, exaltant son système nerveux, provoquant l'apparition de fonctions nouvelles, la mette dans les conditions les plus convenables pour le développement du poison, à quelque époque que celui-ci l'ait atteinte. La période d'incubation peut, si l'on veut, être considérée comme une période d'antagonisme entre l'agent contagieux d'une part, l'organisme de l'autre, résistant à cette force qui lutte pour l'entamer. Vienne une circonstance, qui déprimant les forces du sujet, fasse cesser la résistance, la brèche est ouverte, et la maladie triomphe. C'est précisément dans cette période de transition qui suit immédiatement l'accouchement, et avant que l'organisme se soit remis du choc qu'il a reçu, que nous verrons dans la plupart des cas se développer la maladie, et elle se développe parce que c'est à ce moment qu'elle rencontre les circonstances les plus favorables à son éclosion, qu'elle trouve le minimum de résistance du sujet.

Tout en admettant en partie cette manière de voir, Hervieux fait quelques réserves : Une femme en travail, dit-il, se présente à l'hôpital, y accouche au terme de huit mois ou de huit mois et demi, elle est atteinte le même jour d'une éruption scarlatineuse. Eh bien, soit inattention, soit faute de renseignements suffisants, on néglige la question de savoir si l'accouchement n'a pas été avancé par l'explosion des symptômes de la période dite prodromique, et on ne voit dans ce fait qu'une scarlatine développée après l'accouchement, tandis qu'il s'agissait d'une scarlatine *ante partum*.

On peut opposer à ce raisonnement plusieurs objections. Dans les quelques cas où la scarlatine a déterminé l'avortement d'une manière évidente, c'est généralement après l'éruption que celui-ci s'est produit; et en réalité pour déterminer un phénomène aussi grave qu'un accouchement prématuré, on comprend que la maladie doit nécessairement avoir pris déjà une certaine intensité. Comment donc s'expliquer qu'on puisse, par inattention ou faute de renseignements, laisser passer méconnus les symptômes graves qui accompagnent l'invasion d'une telle maladie. D'un autre côté, il faudrait supposer que les femmes ont contracté au dehors la scarlatine avant de venir accoucher, supposition inadmissible quand il s'agit d'épidémies localisées dans des maternités, comme nous en avons rapporté plusieurs. Il est donc plus naturel de penser que dans ce cas la contagion s'est faite et très-rapidement dans le milieu infecté.

La plupart des observateurs sont d'accord du reste, pour constater cette immunité de la grossesse, Senn la note, Trousseau cite le même fait, et c'est à peine si sur 150 observations disséminées dans les auteurs, nous trouvons 7 cas dans lesquels la scarlatine a motivé l'avortement. Nous disons donc aussi : bien qu'il n'existe pas pendant la grossesse une immunité absolue pour la scarlatine, celle-ci est cependant extrêmement rare dans cet état physiologique, il est exceptionnel de la voir se déclarer avant l'accouchement.

Ceci nous conduit à examiner combien de temps la maladie communiquée pendant la grossesse, peut rester latente avant de se déclarer, l'accouchement terminé ; en d'autres termes, quelle peut être la durée de la période d'incubation. Déjà, quand il s'agit de la scarlatine d'une façon générale et hors de l'état puerpéral, les auteurs présentent sur cette question les plus grandes dissidences. Tandis que les uns veulent faire très-courte la période latente de la maladie, d'autres au contraire lui assignen une très-longue durée, quinze, vingt, trente jours. La raison de ces dissidences est simple. Si on a pu pour la variole, par exemple, fixer d'une manière exacte et sur des données précises la durée de la période d'incubation, en s'appuyant sur des faits d'inoculation, il n'en est plus de même pour la scarlatine, pour laquelle la plupart du temps, on ignore à quelle époque, et de quelle manière s'est opérée l'infection. Divers agents, en effet, peuvent en être les auteurs. Tantôt c'est le contact direct du sujet sain avec la personne contaminée qui communique au premier la maladie. Tantôt c'est par une tierce personne, médecin, garde-malade, personne de l'entourage qu'est transporté le poison de l'un à l'autre; d'autres fois enfin, le mode de transmission est encore plus indirect, plus obscur; tels sont les cas, par exemple, où des objets divers, vêtements, literie, etc., ont été les agents d'infection. Au milieu de toutes ces causes si variées, il est difficile, pour ne pas dire impossible, d'interpréter d'une façon précise l'origine de l'infection et d'en fixer, par conséquent, la date exacte. Par là, le point de départ étant inconnu, la durée de l'incubation se dérobe à notre appréciation. Il est cependant des cas, où nous avons vu des malades, arrivant d'un milieu sain dans des maternités infectées, contracter presque immédiatement la maladie, tel est par exemple le cas dans notre observation III. La femme entre dans le service, accouche, en même temps elle est soumise à la cause nocive : le poison trouve un terrain favorable, et manifeste immédiatement sa présence par l'éclosion de la maladie. Nous avons vu, dans ces cas, la période d'incubation se réduire à quara te-huit ou vingt-quatre heures, ou même quelquefois avoir à peine une durée de quelques heures. Constatons donc d'abord ce fait, qui nous donne une première limite, et disons : la période d'incubation peut être extrêmement courte et même quelquefois presque nulle.

Mais à côté de ces faits, nous en trouvons d'autres où il semble que cette incubation se soit prolongée d'une façon tout à fait extraordinaire. Voici d'abord plusieurs faits de Braxton Hicks, cités par Olshausen. Une femme enceinte avait, un mois avant son accouchement, soigné son enfant atteint de scarlatine. Elle fut prise au second jour des couches et guérit. Une autre femme enceinte soigna son enfant deux mois avant l'accouchement. Scarlatine au troisième jour des couches. Mort au quinzième jour. Deux autres femmes avaient, l'une dix jours, l'autre plusieurs semaines auparavant, soigné leurs enfants atteints de scarlatine : elles furent prises toutes les deux au premier jour des couches. Dans un autre cas, une femme fut prise au troisième jour : son enfant, deux mois auparavant, avait été pris de fièvre légère avec exanthème scarlatiniforme. Olshausen tire de ces observations cette conclusion que si la grossesse, comme nous l'avons vu, ne met pas à l'abri de la scarlatine, elle empêche toutefois la maladie de se développer et il admet que dans de pareilles circonstances, l'incubation peut se prolonger pendant une très-longue période de temps, pendant des mois entiers. Nous savons de combien d'obscurités est entourée la solution de cette question, Bien que les faits sur lesquels l'auteur allemand appuie ses déductions paraissent assez probants au point de vue de l'origine de la maladie, il est permis cependant de conserver quelques doutes. La durée qu'il assigne à la période d'incubation dépasse de beaucoup, même les dernières limites données par les auteurs, et peut paraître au premier abord invraisemblable. Mais d'autre part, on se trouve là dans des circonstances tout à fait particulières et spéciales : nous venons de constater, et c'est un fait acqnis, l'obstacle apporté par la grossesse au développement de la scarlatine; on connaît d'ailleurs la ténacité du poison scarlatineux, et il serait téméraire de repousser *a priori* une opinion que seule l'observation patiente et éclairée pourra confirmer ou détruire.

En résumé d'une part, dans un grand nombre de cas, on constate d'une façon certaine une durée très-minime de l'incubation ; dans une autre série de faits, il semble qu'au contraire, il y ait eu une durée extrêmement longue. Nous dirons donc : la période d'incubation varie dans des limites indéterminées ; elle peut se réduire au point de devenir presque nulle.

Invasion. — Habituellement, la scarlatine débute brusquement, dans un des premiers jours qui suivent l'accouchement. Ainsi sur 131 cas, 7 seulement se produisirent dans l'état de grossesse. Dans l'état puerpéral, il y en eut 7 immédiatement après l'accouchement, au premier et au second jour 64, au troisième jour 27 et enfin 26 du troisième au huitième jour. Une seule fois, elle se manifesta dans le courant du mois suivant. Nous verrons que cette proportion est intéressante au point de vue de la marche intérieure de la maladie, l'époque de son apparition constitue en effet un des éléments du pronostic.

Quand elle survient après l'accouchement, la scarlatine se déclare de la façon suivante : La femme, qui jusque-là s'était bien portée, est subitement prise d'un léger frisson où d'une sensation de froid passagère à laquelle succède une fièvre assez intense avec tout le cortége des symptômes habituels des pyréxies. La malade éprouve un malaise général, de la courbature et des douleurs dans les reins et dans les membres, souvent de la céphalalgie. La face est congestionnée, les yeux rouges et larmoyants, la sécrétion nasale augmentée ; et l'on pourrait songer au catarrhe précurseur de la rougeole. Le pouls est fort et fréquent, la peau brûlante, la langue blanche au centre, rouge à la pointe et sur les bords, quelquefois uniformément sale et saburrale. L'appétit se perd, et il se produit des nausées et des vomissements. Le thermomètre s'élève jusqu'aux environs de 40°. Les fonctions spéciales ne sont généralement pas troublées, et il est ordinaire qu'elles se maintiennent intactes pendant tout le temps que persiste la maladie.

La durée de la période d'invasion est toujours très-courte : elle varie entre douze et vingt-quatre heures, dépassant rarement cette dernière limite ; quelquefois elle est presque nulle et l'on assiste d'emblée à l'apparition de l'éruption.

Eruption. — C'est, disons-nous, dans le courant ou à la fin du premier jour que l'exanthème se développe. Cependant, il est précédé par un phénomène, qui, s'il s'en rapproche à première vue par son aspect extérieur, doit soigneusement en être distingué par sa nature, et il nous a été donné de le constater également dans les faits qui se sont passés sous nos yeux. Presque en même temps, en effet, que commencent les symptômes prodromiques, le visage devient rouge, mais non pas de cette teinte pointillée granitée qui caractérise la scarlatine ordinaire. C'est une rougeur congestive, fugace, s'effaçant sous la pression du doigt, et qui tantôt cédera ultérieurement la place au véritable exanthème, tantôt disparaîtra sans laisser de traces et sans qu'il s'ensuive de desquamation. Il importe donc de ne pas la confondre avec la véritable éruption scarlatineuse.

C'est le tronc qui le premier est envahi par l'éruption. Elle est constituée au début par un exanthème un peu analogue à celui de la rougeole, composée d'un grand nombre de petites taches rouges, séparées par des intervalles de

peau saine, et présentant ainsi à la vue un piqueté granité
tout à fait spécial. Au bout de quelques heures, la rougeur
envahit les intervalles demeurés intacts entre les petites
taches, et l'éruption se trouve ainsi constituée sous forme
de larges plaques érythémateuses, franchement scarlati-
neuses dont la couleur se fonce de plus en plus, pour arriver
à la teinte rouge très-sombre. En même temps cet exanthème suit une marche extensive du centre à la périphérie,
comme on peut le remarquer dans nos observations; il
s'étale du tronc à la racine des membres, aux plis ingui-
naux, aux cuisses, aux bras, pour arriver à gagner les
extrémités, qu'il envahit à leur tour. Cette marche progressive se fait généralement avec rapidité, et c'est là un des
caractères qui appartiennent particulièrement à la scarlatine puerpérale. Dès le second jour, ordinairement, les
membres sont envahis, quelquefois plus rapidement, il
semble que l'exanthème s'étale comme par un coup de
foudre le plus souvent. Vers le quatrième ou le cinquième
jour l'éruption est complète, respectant, comme nous l'avons
déjà signalé, la face et le cou, mais à partir de ce moment
elle ne diminue pas d'intensité, comme on pourrait être
porté à le croire, elle persiste au contraire, prenant une
teinte de plus en plus foncée, surtout dans les cas funestes;
prenant à la fin la teinte violacée, livide, qu'ont remarquée
les observateurs. Tel est l'exanthème franchement scarlatineux. Nous parlerons plus loin, à propos de complications,
de la miliaire qui vient s'y surajouter.

Nous allons revenir maintenant sur les phénomènes généraux qui accompagnent le développement de cet exanthème.

La fièvre persiste à un degré assez intense; la température varie de 39° à 40° et au-dessus; le pouls plein et fort ne
s'éloigne guère de 110 ou 120 pulsations à la minute, et le

symptômes demeurent tels jusqu'à la rémission qui annonce la desquamation et la convalescence, à moins que des complications ne viennent compromettre et arrêter la marche de la maladie. La soif est vive, la peau est brûlante et sèche. La langue qui primitivement était blanche et humide au centre, se dessèche également, l'épithélium tombe, les papilles se gonflent, d'où résulte un aspect tout à fait spécial, avec des saillies et une couleur rouge intense, l'aspect framboisé de la langue. Souvent par l'intensité du mouvement fébrile, se produisent quelques troubles du côté de la sensibilité ; les malades sont inquiets, agités, arrivant même à un état voisin du délire, d'autres fois ils restent dans la prostration et l'hébétude. Du côté des organes digestifs, plus de vomissements, ni de douleurs abdominales, mais dans certains cas la diarrhée dont nous parlerons plus loin.

On sait que la tuméfaction des ganglions sous-maxillaires et l'angine constituent un des principaux symptômes de la scarlatine, quand elle se produit hors de l'état puerpéral. Ici, au contraire, il est remarquable que ce symptôme fait la plupart du temps défaut : la remarque en est faite expressément dans presque toutes les relations, et nous l'avons soigneusement relevée dans l'historique. Quand il apparaît c'est seulement par une légère douleur à la déglutition qu'il se manifeste. Rarement c'est au début, plus ordinairement c'est pendant la période d'éruption que se développe cette angine insignifiante. Si on fait alors l'examen de la gorge, on constate une légère rougeur des piliers et du voile du palais, sans tuméfaction des amygdales et sans sécrétion caséiforme. Les ganglions sous-maxillaires ne sont le siége d'aucun gonflement ni d'aucune douleur. Cette angine disparaît spontanément, sans qu'on ait à s'en inquiéter. Cette faible intensité de l'affection de la gorge constitue uu caractère tout à fait particulier et qui se retrouve dans les observations les moins douteuses de scarlatine chez les femmes en couches. On a voulu dans certains cas, l'apporter comme argument contre la scarlatine ; on voit que l'argument est sans valeur, puisque l'absence ou la faible intensité de l'angine est la règle dans le cas particulier dont nous nous occupons.

Lorsque l'issue de la maladie doit être favorable, on voit l'éruption au bout de quelques jours pâlir et s'éteindre, et en même temps tous les phénomènes généraux s'amendent. La fièvre tombe, le pouls redescend à son chiffre normal, la peau reprend sa température et sa moiteur ordinaire, l'intelligence renaît, les forces se relèvent. La muqueuse de la bouche et du pharynx reprend sa coloration habituelle. En même temps se fait la desquamation. Celle-ci est bien caractéristique de la scarlatine, comme on peut s'en assurer en lisant les observations ; elle se fait par larges plaques ou écailles, surtout au tronc et aux extrémités. A la face, qui, nous l'avons vu est souvent respectée par l'exanthème, il n'est pas rare de voir la desquamation manquer ou se faire seulement de la façon qu'on a appelée furfuracée. Ainsi survient la guérison. On a vu quelquefois au milieu de la desquamation apparaître de nouveau la fièvre et se produire une nouvelle poussée de l'exanthème, mais au bout de peu de temps tout revient à la marche normale.

La mort peut être le résultat de l'intensité de la maladie elle-même. Elle survient dans ce cas à différents moments, arrivant quelquefois dès les premiers jours, à la suite de l'éruption : quelquefois celle-ci suit pendant quelque temps la marche progressive que nous avons signalée, en même temps que la fièvre augmente ; il arrive de l'agitation et du délire, enfin le coma, et la malade succombe.

Dans d'autres cas, l'issue funeste peut être le résultat des complications que nous allons examiner.

Complications. — Dans la description que nous avons donnée de l'exanthème, il n'a pas été parlé de la miliaire, et nous l'avons renvoyée à dessein au paragraphe des complications. C'est qu'en effet, la plupart des controverses auxquelles on s'est livré à propos de la scarlatine viennent de ce fait, qu'on a confondu avec l'exanthème scarlatineux, soit des rougeurs érythémateuses passagères, sans valeur symptomatique, soit des éruptions miliaires accompagnant des états généraux graves, et qui n'en sont qu'un épiphénomène. Il en est de même pour la scarlatine, et il importe de distinguer soigneusement les deux espèces d'éruptions.

« Le terme de miliaire, dit M. Ernest Besnier (*Dictionnaire encyclopédique des sciences médicales*), employé seul à titre de substantif ou annexé adjectivement aux mots éruption, affection, etc., s'applique non à une maladie proprement dite, mais à une affection cutanée éruptive, caractérisée par de petites vésicules, à base érythémateuse, comparée pour la forme et le volume aux graines de millet (*milium*), contenant un liquide d'abord transparent, puis opaque, qui disparait assez promptement sans laisser autre chose qu'une desquamation épidermique très-légère et de peu de durée. »

Cette éruption diffère de l'exanthème scarlatineux par son siége, car s'il est vrai qu'elle occupe de préférence les régions où celle-ci siége plus intense, où règne par conséquent une plus grande irritation, elle ne se borne pas toujours à cette place, et elle envahit souvent les régions qu'il a respectés. Elle en diffère par sa nature : l'un est le produit d'un germe morbide spécial et toujours le même ; l'autre naît sous l'influence d'irritations diverses et dans les conditions pathologiques les plus différentes. Elle en diffère par sa marche et son évolution. D'un côté, exanthème diffus, donnant lieu à une desquamation en larges plaques, de l'autre affection vésiculeuse, soulevant l'épiderme, le détachant mécaniquement, et ne produisant qu'une desquamation furfuracée passagère. Nous avons un bel exemple de ces différences dans l'observation III de Liebmann, où nous voyons d'abord se développer l'exanthème scarlatineux, puis l'affection miliaire, suivie très-rapidement de sa desquamation particulière : ce n'est que plus tard enfin que se produit la desquamation caractéristique de la scarlatine.

La miliaire est une complication fréquente de la scarlatine chez la femme en couches; elle se produit avec abondance, couvrant rapidement presque tout le corps, sans respecter aucune région; elle n'a par elle-même pas de signification inquiétante.

Une des plus dangereuses complications est constituée par un symptôme dont nous n'avons encore pas parlé, parce qu'il est en dehors de la marche normale de la maladie, mais qui, lorsqu'il existe, est signalé universellement comme étant d'un mauvais pronostic. Il s'agit de la diarrhée. Elle a existé et très-violente dans presque tous les cas funestes; ous les observateurs en font mention. La signification défavorable ne peut pas être mise en doute : sur 38 cas où la diarrhée n'est pas mentionnée comme existante, il y a 12 morts ; sur 21 cas avec diarrhée, 15. On trouve également la confirmation de ce fait dans nos observations.

Du côté des organes génitaux, nous avons déjà parlé de la péritonite et, en discutant sa valeur, nous avons montré comment elle se développe, généralement à l'époque de la desquamation. Il est rare qu'elle n'amène pas la mort. Signalons de plus la métrite et la phlébite utérines; souvent encore on constate des eschares vulvaires, qui se terminent par la réparation et la guérison.

Diagnostic. Pronostic. — Si au début de la scarlatine, il

peut exister quelques doutes sur le diagnostic, ils ne tarderont pas à disparaître par l'ensemble et la marche ultérieure de l'affection. Un certain nombre de points particuliers pourront servir à l'établir : absence d'affections locales : exanthème persistant avec sa coloration foncée spéciale, langue d'aspect framboisé, etc. L'angine, quand elle existera, sera un bon symptôme. Seule la miliaire pourrait simuler une scarlatine, mais elle évolue bien plus rapidement et ne persiste pas comme celle-ci.

On a remarqué, dans certains cas, des éruptions érythémateuses passagères qui accompagnant un mouvement fébrile né d'influences variables, pourraient au premier abord en imposer pour la scarlatine, comme dans l'observation suivante :

Obs. IV. — Lenormand Eugénie, 20 ans, femme de chambre, n'accuse ni rougeole, ni scarlatine dans sa jeunesse. Entrée le 8 janvier au Pavillon d'accouchements, elle accouche le 10, à 2 h. 35 m. du soir, d'une fille en position du sommet.

Deux jours après son accouchement, elle a commencé à souffrir de douleurs dans le ventre, et les lochies ont pris mauvaise odeur. Dans la nuit, elle avait eu le frisson. On lui applique un vésicatoire, et elle monte à l'infirmerie. Elle allait mieux quand, le 18 au soir, elle elle fut prise de mal de tête. Cependant la nuit se passa assez bien, et elle dormit. Ce matin 19 janvier, à la visite, elle accuse un violent mal de tête, sans courbature, avec une soif assez vive. Elle n'a, dit-elle, pas eu de frisson le matin, ni dans la nuit. La face est colorée ; la peau donne à la main une sensation de chaleur assez vive. Sur le ventre et la poitrine, on remarque une rougeur érythémateuse diffuse, présentant un aspect granité, analogue à l'exanthème scarlatineux. Pas de mal de gorge ; l'examen ne révèle aucune lésion. Le ventre est indolore à la pression. Température vaginale, 40°,8.

Le soir, à quatre heures, il n'existe plus que peu de traces de l'éruption du matin. Sur la face, le cou et la région claviculaire, persiste une coloration rouge piquetée extrèmement légère. Etat général meilleur. Temp. vag. 41°. Pouls 134.

Le 20, ce matin, toute trace de rougeur a complètement disparu. La fièvre est tombée. Le pouls est ralenti.

Du 20 au 25 janvier, l'état général a continué à se maintenir bon L'involution utérine s'est faite régulièrement.

La malade sort le 26 en bon état.

Il importe de ne pas confondre ces éruptions passagères avec la véritable scarlatine. Dans la discussion de la Société clinique sur le Mémoire de M. Colson, M. le professeur Peter signalait ainsi cette confusion possible ; « J'ai entendu avec plaisir la mention faite par M. Polaillon d'éruptions scarlatiniformes, que je serais tenté de qualifier de pseudo-scarlatines. Il n'est pas douteux, à mon sens, qu'il se manifeste chez les femmes en couches des éruptions diverses et protéiformes liées à la septicémie puerpérale. J'ai observé à l'hôpital Saint-Antoine deux cas d'éruptions scarlatinoïdes généralisées chez des femmes en couches, qui n'étaient pas accompagnées d'angine et n'avaient pas été suivies de desquamation. Toutes deux portaient sur leur tégument externe la même étiquette de l'infection puerpérale et n'avaient de la scarlatine que l'apparence. L'une d'elle guérit et l'autre succomba. »

Ainsi, durée passagère de ces éruptions, jamais de desquamation, voilà le caractère qui les différencie de la scarlatine ; les appeler scarlatinoïdes ou scarlatiniformes exposerait peut-être à une confusion ; car cette dénomination paraîtrait vouloir les assimiler à une maladie avec laquelle elles n'ont rien de commun que l'apparence, et dont elles diffèrent absolument par leur nature.

Le pronostic de la scarlatine est toujours grave ; et il en est de même pour toutes les affections fébriles qui se développent dans l'état puerpéral. Sur 126 cas, nous trouvons 61 terminés par la mort : c'est une proportion énorme, presque 50 p. 100.

Ils se décomposent ainsi au point de vue de l'époque d'apparition de la maladie.

Sur 8 femmes prises immédiatement après l'accouchement, il y eut. . . . . 6 morts, soit 75   p. 100.

Sur 64 prises le premier et le second jour, il y eut. . . . 36   —   — 56   —

Sur 27 prises le troisième jour, il y eut. 14   —   — 51,8   —

Sur 26 prises du troisième au huitième jour, il y eut. . 5   —   — 19,2   —

Une femme fut prise dans le mois et guérit.

On voit comme la proportion décroît à mesure que la maladie apparaît à un jour plus éloigné de l'accouchement. Il y a donc d'autant plus de chances de guérison qu'elle se déclare plus tard.

Martin a voulu subordonner le danger de la maladie aux complications qui surviennent du côté des organes génitaux.

Celles-ci sont très-graves, certainement : la règle est qu'elles amènent la mort; mais si on se reporte au tableau précédent, où dans la plupart des cas elles n'ont pas existé, on ne niera plus la gravité de la scarlatine par elle-même.

Anatomie pathologique. — La scarlatine n'ayant pas de lésions propres, les différents appareils ont été, suivant les cas, trouvés plus ou moins atteints aux autopsies. Voici le résumé des lésions constatées.

Du côté du cerveau, un peu d'épanchement séreux et d'œdème des enveloppes; quelquefois congestion de l'organe lui-même. Infiltration séreuse du tissu sous-arachnoïdien. Engorgement des veines et des sinus cérébraux.

La muqueuse de la trachée et des bronches injectée, et

les canaux remplis de mucosités spumeuses. Congestion ou œdème pulmonaire.

Un fait assez fréquent et qu'on retrouve dans les autopsies de Senn, c'est le catarrhe gastro-intestinal. La muqueuse stomacale surtout était injectée et présentait des ecchymoses. La rate souvent d'un volume considérable. Le foie gorgé de sang. La bile foncée et poisseuse.

Du côté des organes génitaux, péritoine et utérus généralement sains.

Traitement. — Les indications thérapeutiques applicables à la scarlatine dans l'état puerpéral se rapportent surtout à l'exagération des symptômes ou aux complications. On a cependant préconisé des méthodes de traitement, les mêmes pour tous les malades et dans tous les cas, — méthode purgative, méthode stimulante, etc. — A ces procédés exclusifs, nous préférons un traitement plus rationnel, basé sur les symptômes et la marche de l'affection. Au début, nous aurons simplement recours à la diète, aux tisanes légèrement acidulées : l'expectation sera le plus souvent notre règle de conduite. C'est surtout aux complications que doivent être réservés les moyens d'action.

Si le mouvement fébrile se maintenait intense, s'il survenait quelque frisson, on pourrait avoir recours au sulfate de quinine — en potion ou en pilules. — On a contre l'élévation de la température préconisé les affusions froides; mais nous ne devons pas oublier ici l'état particulier dans lequel se trouve la malade. Il s'agit d'une nouvelle accouchée chez qui la moindre perturbation peut amener des complications redoutables du côté des organes génitaux. Les affusions froides seraient d'un emploi difficile, alors qu'on doit éviter le moindre déplacement; le moindre mouvement de la malade peut être dangereux à la cause de la susceptibilité de ses organes. C'est donc un moyen à n'employer qu'avec circonspection.

On devra être très-réservé dans l'emploi des purgatifs. Nous avons montré la tendance à la diarrhée et la fâcheuse signification de ce symptôme. La provoquer, hors d'une nécessité absolue, serait une faute. Quand elle se montrera, différents moyens pourront être employés contre elle, bismuth, diascordium, opium à l'intérieur ou laudanum en lavements, etc.

Dans le cas où il y aurait de la prostration profonde, de l'accablement, de la dépression des forces compromettant l'existence dans l'adynamie enfin, on aurait recours aux stimulants à haute dose, la potion de Todd, les vins généreux, le thé additionné de rhum ou d'eau-de-vie, etc.

On n'oubliera pas qu'il est indispensable d'appliquer sévèrement tous les préceptes d'hygiène et d'entourer les femmes des soins les plus minutieux de propreté. L'isolement des malades, dans les maternités, sera la règle primordiale, à moins qu'on ne puisse les évacuer. Le linge, les objets de literie, etc., seront nettoyés et désinfectés avec soin: tous les moyens prophylactiques sont de la dernière importance pour circonscrire la maladie.

CONCLUSIONS.

1° La scarlatine se montre quelquefois chez la femme dans l'état puerpéral. C'est cependant une complication peu fréquente de cet état.

2° La grossesse paraît constituer une immunité contre le développement de la scarlatine: c'est de préférence après l'accouchement qu'elle apparaît.

3° La période d'incubation a une durée indéterminée, presque nulle dans certains cas, paraissant au contraire très-longue dans d'autres. La période d'invasion est très-courte.

4° La maladie se produit habituellement dans ses formes graves: elle est d'autant plus dangereuse qu'elle apparaît plutôt après l'accouchement.

5° La scarlatine qui se développe chez les femmes en couches présente comme caractères particuliers : faible intensité de l'angine, généralisation rapide de l'exanthème, éruption miliaire abondante.

6° Les complications les plus fréquentes sont la diarrhée, phénomène toujours grave, la métrite, la phlébite et la péritonite tardive survenant avec la desquamation.

7° Trois opinions principales sur la scarlatine des femmes en couches :

1° Septicémie puerpérale avec exanthème scarlatineux;

2° Scarlatinoïde, maladie analogue par sa nature à la scarlatine, différant seulement par la gravité;

3° Scarlatine.

Nous repoussons complètement l'hypothèse d'une fièvre puerpérale qui serait accompagnée d'un exanthème de nature analogue à la scarlatine.

Quant aux faits de scarlatinoïde, ce sont ou des scarlatines vraies bénignes ou bien des éruptions diverses survenant dans le cours d'affections fébriles.

INDEX BIBLIOGRAPHIQUE

BRIEUDE. — Mém. de la Société royale de médecine, 1782-1783, p, 336.

BROWN.S — Brit. med. Journal. 1862, febr. 8. Exc. Wiener med. Wochenschr, 1862, Nr, 10.

BRAXTON HICKS. — Trans. of the obst. Soc. of London 1871, p. 44, 75,

CREMEN. — Dublin Quaterl. journ, of med. Sc., t. XXXV, 1863, p. 418.

CLINTOCK. — Dublin Quaterl. journ. of med. Sc., t. XLI, 1866, p. 53. Union médicale, 6 et 11 octobre 1866.

COLSON. — Communication à la Société clinique de Paris. France médicale 1877, n°s 33-36.

DANCE. — Archives de médecine, 1830, 1re série, t. XXIII, p. 323 et suiv.

DENHAM. — Dublin Quaterl. journ. of med. Sc., t. XXXIV, 1862, p. 317.

GRIMSHAW. — Dublin journ. of med, Sc., octobre 1876, p. 350.

GUÉNIOT. — Des scarlatinoïdes puerpérales. Th. Paris, 1862.

HERVIEUX. — Traité des maladies puerpérales. Paris 1870, p. 1076.

HAMILTON. — Tractatus de febre miliari, in-12. Londres, 1710.

HECQUET. — Med. chir. et pharm, des pauvres, t. II, chap. LXIV-LXVI,187.

HERVIEUX. — Union médicale, 1867, p. 74, 89, 131, 149.

HELM, TH. — Med. Jahrb. d. österr. Staates., 1837.

HELM. — Die puerperal Krankheiten. Zurich, 1840.

HALAHAN. — Dublin quat. journ. of med. Sc., t. XXXVI, 1863, p. 214.

HARDY S.-L. — Dublin quat. journ. of med. Sc., t. XLVI, 1868, p. 329.

KOCH H. — Diss. Giessen, 1868.

LUDWIG. — Inst. med. clin., 1758, p. 176.

LANGE C.-H. — De scarlatina puerperali. Diss. Regimonti, 1867.

C. LIEBMANN. — Drei Fälle Von Scharlach bei Wöchnerinnen. Archiv. fur Gynæ-kologie, Bd 10, 3 Hft. Berlin 1876.

MALFATTI. Hufeland's journal, t. XII, 120.

MARTIN. — Zeitschrift fur Geburtschülfe, 1877. Bd I, Hft II.

R. OLSHAUSEN. — Untersuchungen uber die complication des Puerpérium mit Scharlach und die Sogenannte Scarlatina puerperalis. Archiv.für Gynækologie. Berlin, 1876, Bd IX, 2 Heft.

PUECH (Albert). — De la scarlatine puerpérale. Note dans les Annales de Gynécologie, 1876, t. V, p. 464.

PORAK. — Analyse du mémoire d'Olshausem dans la Revue des sciences médicales d'Hayem, 1877, 1er trimestre.

Retzius. — Hygiece. T. XXIII, p. 187, Exc. Schmidt's jarhrb., t. CXVI, 1862
    p. 318.
Senn. — Essai sur la scarlatine puerpérale. Th. de Paris, 1825, n° 155,
Sinclair and Johnston. — Practical midwifery. London, 1858, p. 70,
Simpson (James). — Selected obs. and Gynæcol, Works. Edimbourg, 1871
    p. 518.
Schneider (V.-B.). — Funf Fälle von Scharlach im Puerperium. Diss. Marburg
    1873.
Société d'obstétrique de Londres.—Discussi on sur la pathogénie de la fièvre puer
    pérale. Annales de Gynécologie, 1875-1876.
Trousseau. — Clinique médicale de l'Hôtel-Dieu de Paris. Paris, 1868, t. II
    p. 130 et suiv.
Tourtual. — Hufeland's journal. 1826, p. 3.
Tanner. — The signs and diseases of pregnancy. London, 1867, p. 359.
Winckel. — Pathol. u, Therap. des Wochensbettes, 1866, p. 427.

Paris. — A. PARENT, imprimeur de la Faculté de Médecine, rue M.-le-Prince, 29-31.

www.ingramcontent.com/pod-product-compliance
Ingram Content Group UK Ltd.
Pitfield, Milton Keynes, MK11 3LW, UK
UKHW020038100726
13658UKWH00003B/1390